U0014802

作者＿＿＿＿吳清忠 / 吳嘉維　　繪者＿＿＿＿TOBY

【漫畫版】（改版）

手冊 | 使用 人體

User's Manual for the Human Body

附
親子手冊
Parents
Handbook

給父母們的建議

　　研究養生多年，接觸過不少生病的朋友，發現許多重症都源自於幼年時養成的生活習慣或脾氣性格。面對這些生病的朋友，幫他們分析找到真正的病因時，他們都已無法改變從小養成的習慣和脾氣性格，只能無力的協助他們選擇一些治標的調理之道，治本的方法雖然知道方向，卻很少有人做得到。

　　因此，很早就想為孩子寫一本健康書，希望父母能在育成孩子的階段，就引導他們養成良好的生活習慣和脾氣性格，從根本杜絕疾病的發生。雖然知道這是很困難的事，但是總希望能減少一些孩子未來的病，因而著手策劃了這本書。

　　書中內容規畫有適合兒童閱讀的知識漫畫和文字為主的親子手冊。漫畫的構想是讓父母和孩子一起看，親子手冊就像老師教學用的教師手冊，提供與漫畫相對應但更為詳細的內容，是寫給做父母的讀者看的。在與孩子一起閱讀時，爸爸媽媽可以用口語做些補充，傳達更豐富且正確的健康概念，也能幫助父母在孩子心目中建立更為權威的形象。建議父母在教孩子之前，先仔細閱讀親子手冊。

　　中國人有句話：「言教不如身教。」這本書傳達的一些概念，可能有些父母本來也不具備。建議在讀過這些內容之後，能自己身體力行，養成有益健康的生活習慣。「孩子不會學習您所說的，而是學習您所做的」，希望在養成孩子良好的生活習慣和脾氣性格的同時，也能讓所有父母的健康也跟著改善。

目　錄

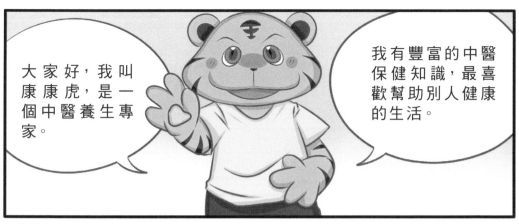

大家好，我叫康康虎，是一個中醫養生專家。

我有豐富的中醫保健知識，最喜歡幫助別人健康的生活。

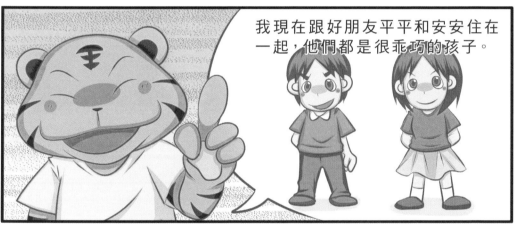

我現在跟好朋友平平和安安住在一起，他們都是很乖巧的孩子。

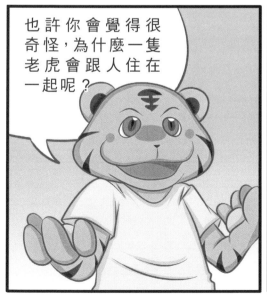

也許你會覺得很奇怪，為什麼一隻老虎會跟人住在一起呢？

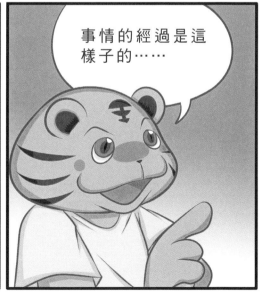

事情的經過是這樣子的……

人體使用手冊【漫畫版】

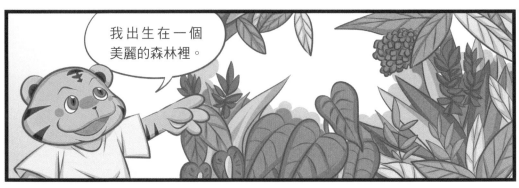

我出生在一個美麗的森林裡。

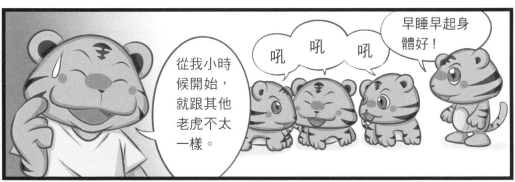

從我小時候開始，就跟其他老虎不太一樣。

吼 吼 吼

早睡早起身體好！

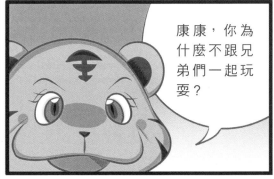

康康，你為什麼不跟兄弟們一起玩耍？

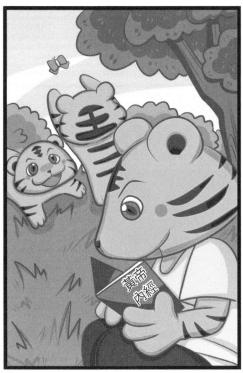

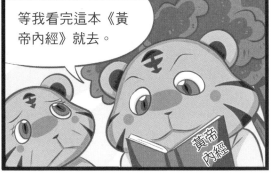

等我看完這本《黃帝內經》就去。

*《黃帝內經》是一本有名的中醫醫書

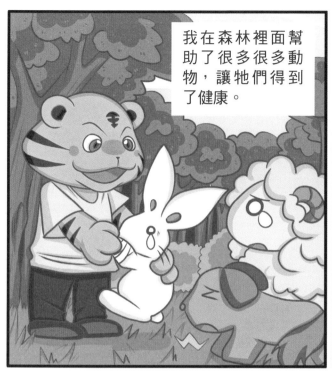

我在森林裡面幫助了很多很多動物，讓牠們得到了健康。

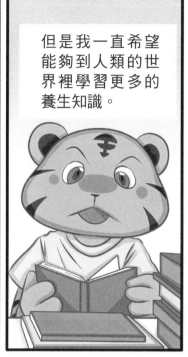

但是我一直希望能夠到人類的世界裡學習更多的養生知識。

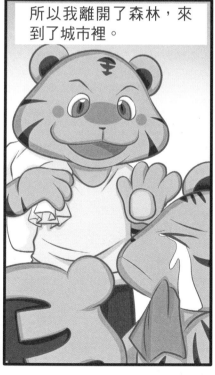

所以我離開了森林，來到了城市裡。

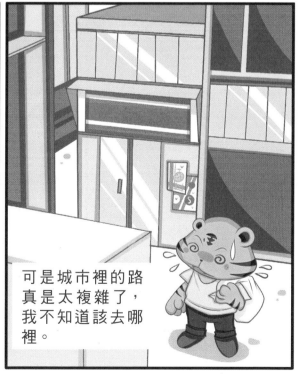

可是城市裡的路真是太複雜了，我不知道該去哪裡。

人體 使用手冊【漫畫版】

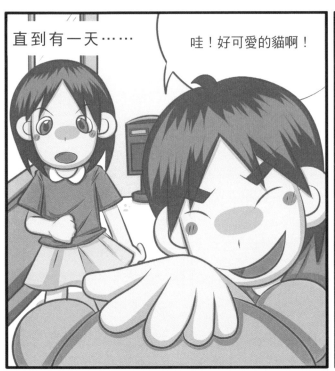

直到有一天……

哇！好可愛的貓啊！

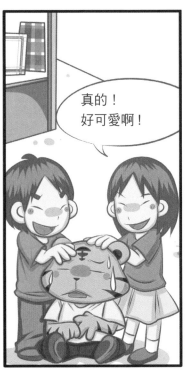

真的！
好可愛啊！

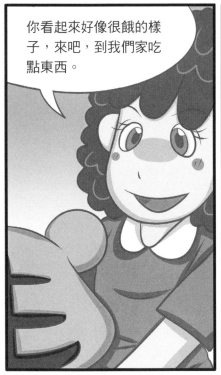

你看起來好像很餓的樣子，來吧，到我們家吃點東西。

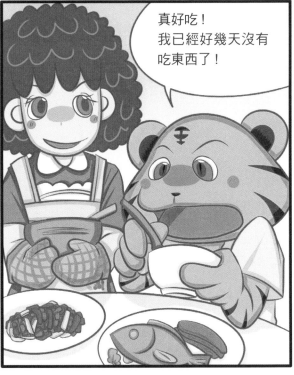

真好吃！
我已經好幾天沒有吃東西了！

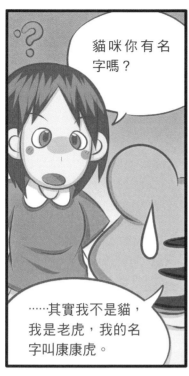

貓咪你有名字嗎？

……其實我不是貓，我是老虎，我的名字叫康康虎。

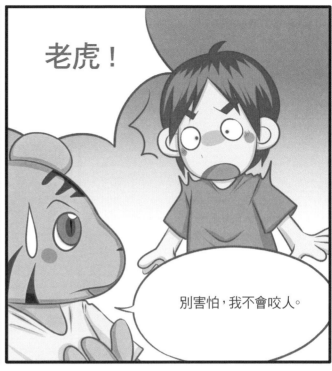

老虎！

別害怕，我不會咬人。

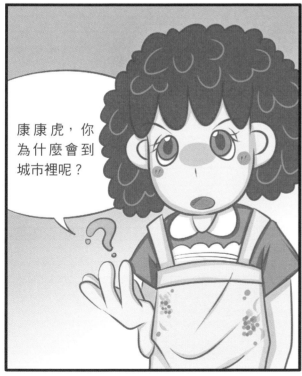

康康虎，你為什麼會到城市裡呢？

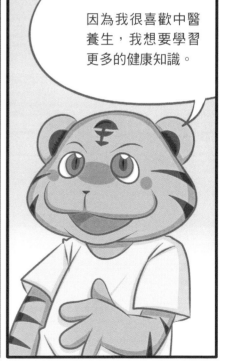

因為我很喜歡中醫養生，我想要學習更多的健康知識。

人體 使用手冊【漫畫版】

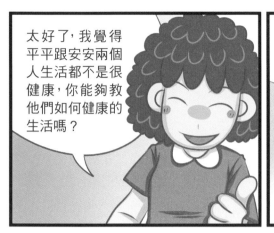

太好了,我覺得平平跟安安兩個人生活都不是很健康,你能夠教他們如何健康的生活嗎?

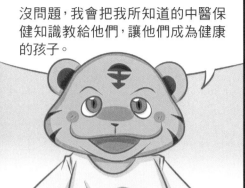

沒問題,我會把我所知道的中醫保健知識教給他們,讓他們成為健康的孩子。

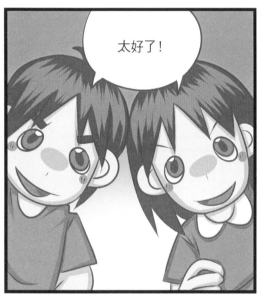

太好了!

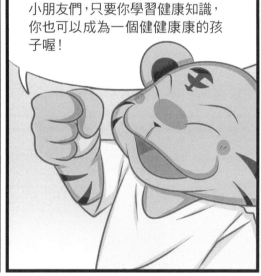

小朋友們,只要你學習健康知識,你也可以成為一個健健康康的孩子喔!

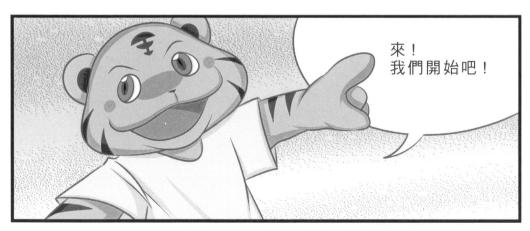

來!我們開始吧!

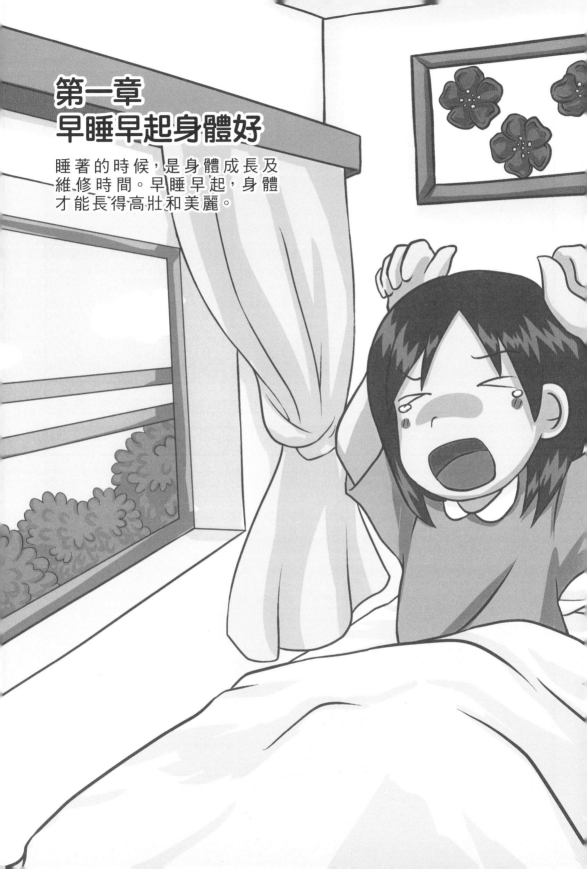

第一章
早睡早起身體好

睡著的時候,是身體成長及維修時間。早睡早起,身體才能長得高壯和美麗。

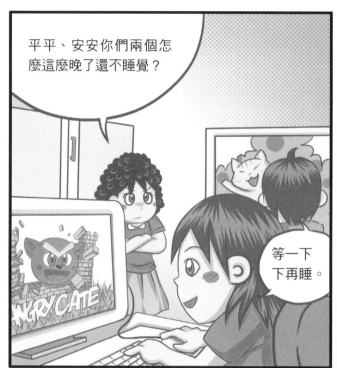

平平、安安你們兩個怎麼這麼晚了還不睡覺？

等一下下再睡。

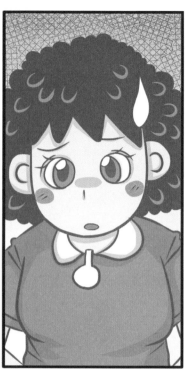

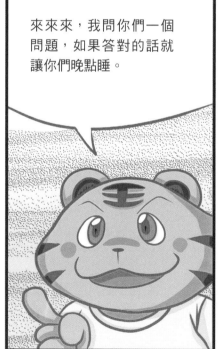

來來來，我問你們一個問題，如果答對的話就讓你們晚點睡。

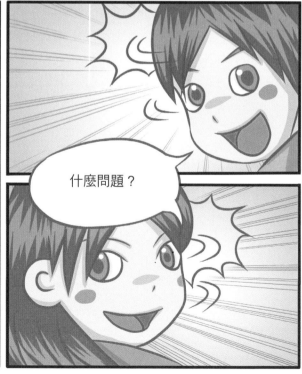

什麼問題？

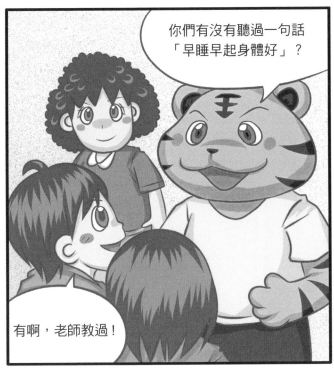

你們有沒有聽過一句話「早睡早起身體好」？

有啊，老師教過！

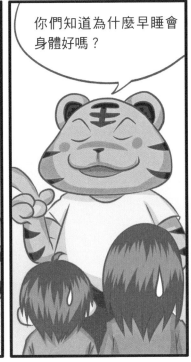

你們知道為什麼早睡會身體好嗎？

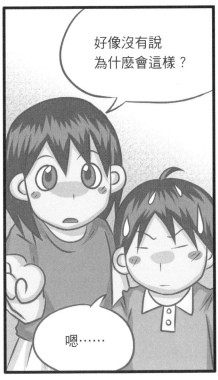

好像沒有說為什麼會這樣？

嗯……

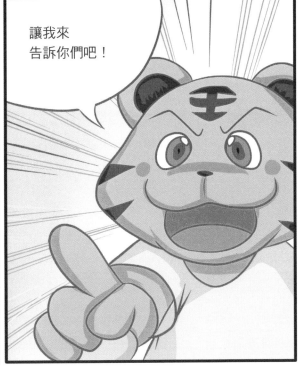

讓我來告訴你們吧！

人體使用手冊【漫畫版】

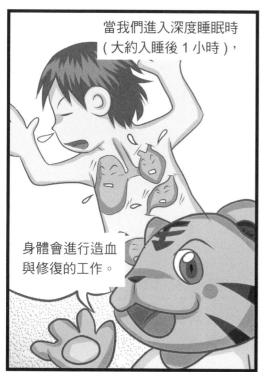

當我們進入深度睡眠時（大約入睡後1小時），

身體會進行造血與修復的工作。

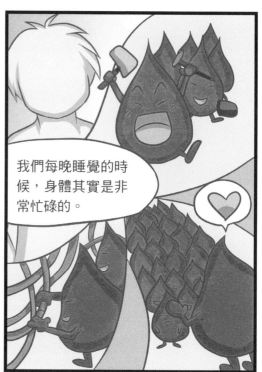

我們每晚睡覺的時候，身體其實是非常忙碌的。

對兒童來說，身體的成長也是在睡覺中進行的。充分的睡眠能夠幫助長高，以及其他器官的發育。

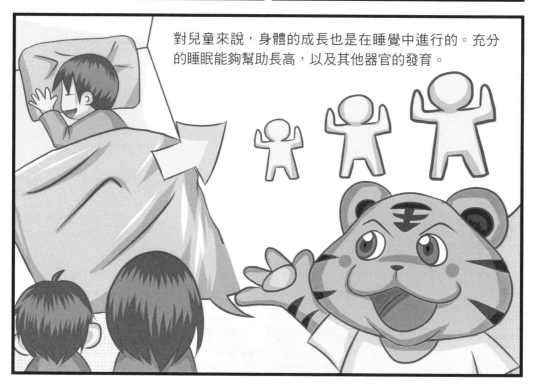

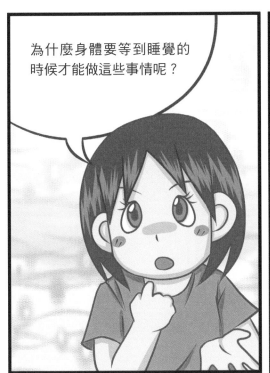

為什麼身體要等到睡覺的時候才能做這些事情呢？

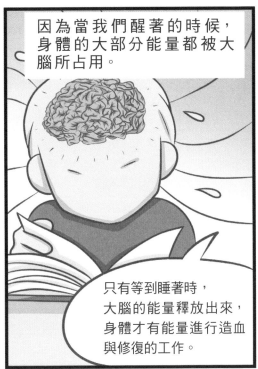

因為當我們醒著的時候，身體的大部分能量都被大腦所占用。

只有等到睡著時，大腦的能量釋放出來，身體才有能量進行造血與修復的工作。

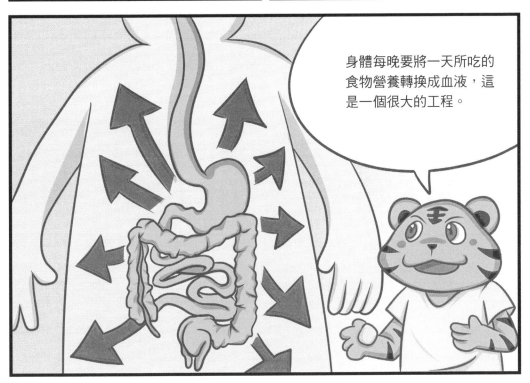

身體每晚要將一天所吃的食物營養轉換成血液，這是一個很大的工程。

人體使用手冊【漫畫版】

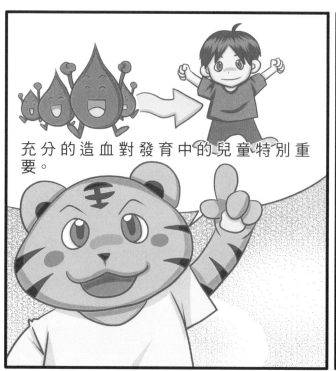

充分的造血對發育中的兒童特別重要。

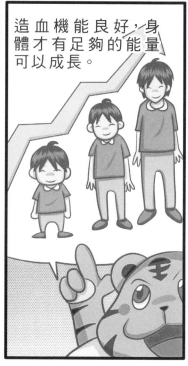

造血機能良好，身體才有足夠的能量可以成長。

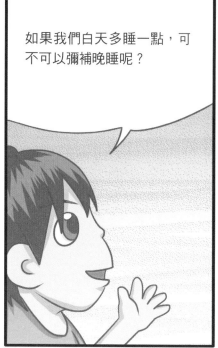

如果我們白天多睡一點，可不可以彌補晚睡呢？

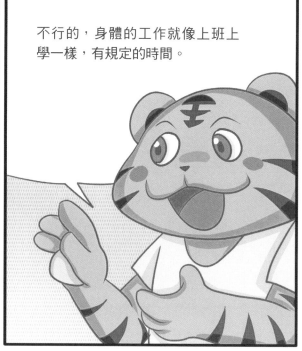

不行的，身體的工作就像上班上學一樣，有規定的時間。

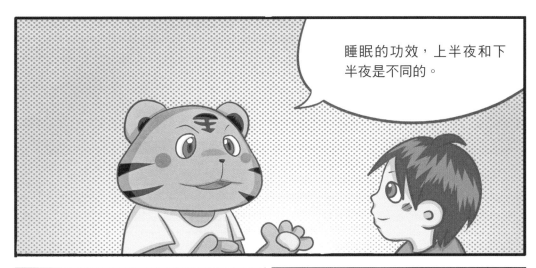

睡眠的功效，上半夜和下半夜是不同的。

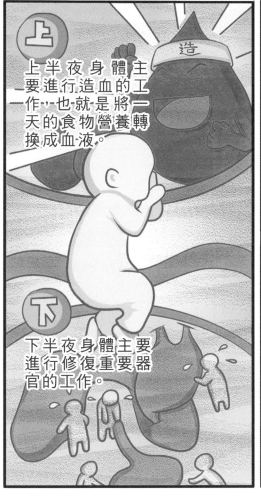

上半夜身體主要進行造血的工作，也就是將一天的食物營養轉換成血液。

下半夜身體主要進行修復重要器官的工作。

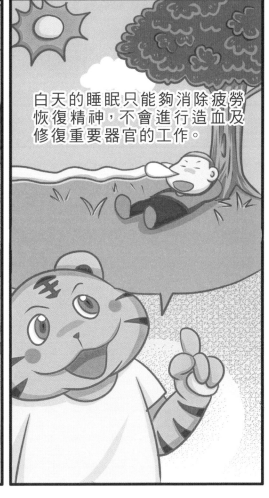

白天的睡眠只能夠消除疲勞恢復精神，不會進行造血及修復重要器官的工作。

人體使用手冊【漫畫版】

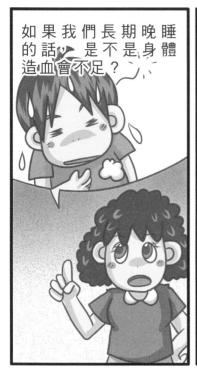

如果我們長期晚睡的話，是不是身體造血會不足？

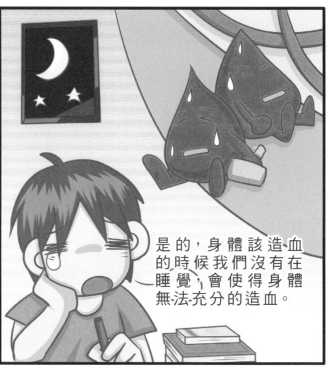

是的，身體該造血的時候我們沒有在睡覺，會使得身體無法充分的造血。

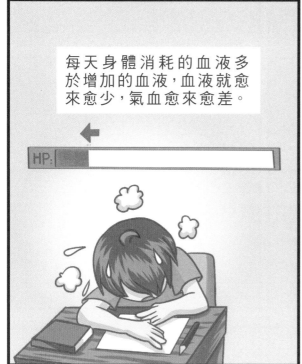

每天身體消耗的血液多於增加的血液，血液就愈來愈少，氣血愈來愈差。

HP:

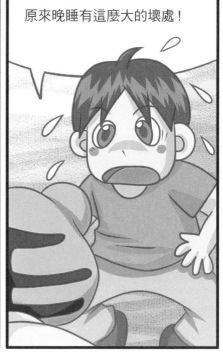

原來晚睡有這麼大的壞處！

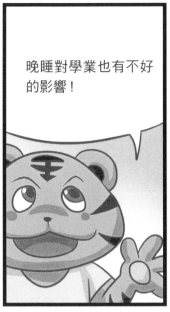

晚睡對學業也有不好的影響！

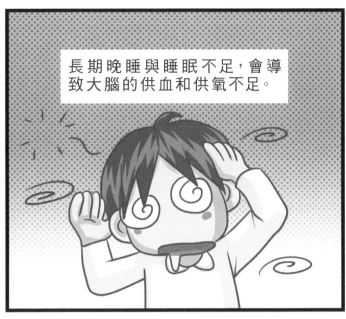

長期晚睡與睡眠不足，會導致大腦的供血和供氧不足。

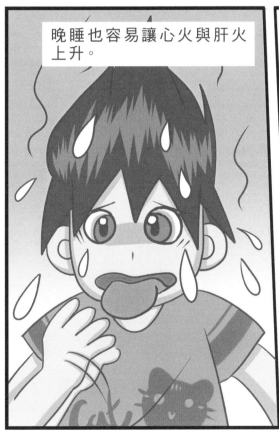

晚睡也容易讓心火與肝火上升。

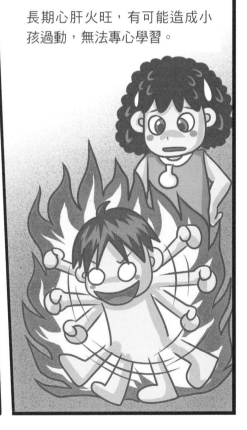

長期心肝火旺，有可能造成小孩過動，無法專心學習。

人體使用手冊【漫畫版】

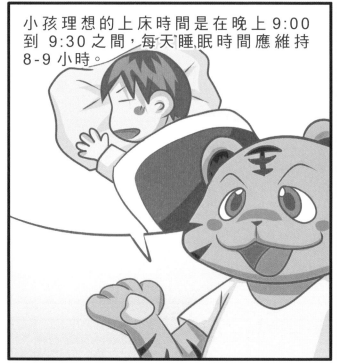

小孩理想的上床時間是在晚上 9:00 到 9:30 之間，每天睡眠時間應維持 8-9 小時。

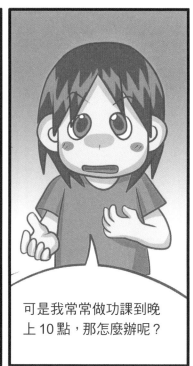

可是我常常做功課到晚上 10 點，那怎麼辦呢？

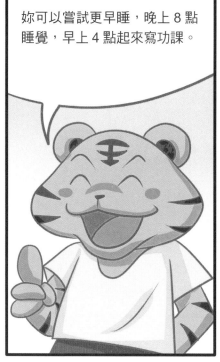

妳可以嘗試更早睡，晚上 8 點睡覺，早上 4 點起來寫功課。

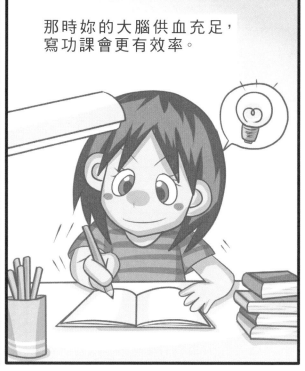

那時妳的大腦供血充足，寫功課會更有效率。

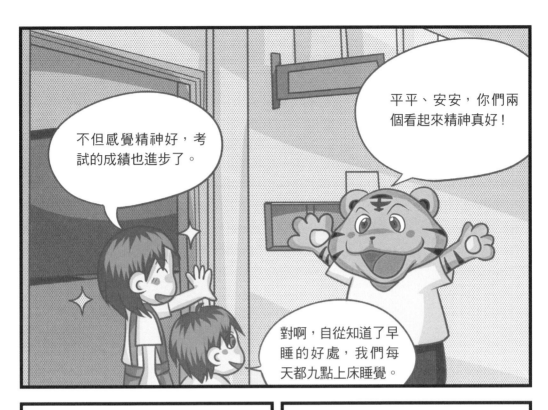

不但感覺精神好，考試的成績也進步了。

平平、安安，你們兩個看起來精神真好！

對啊，自從知道了早睡的好處，我們每天都九點上床睡覺。

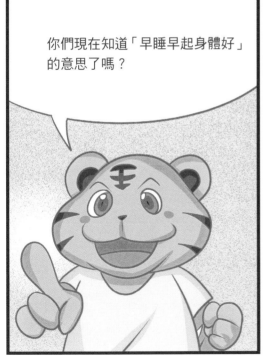

你們現在知道「早睡早起身體好」的意思了嗎？

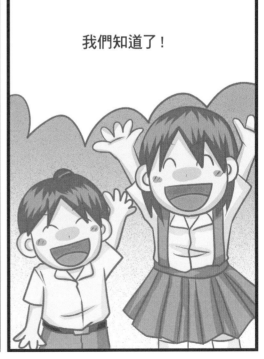

我們知道了！

人體使用手冊【漫畫版】

第二章
細嚼慢嚥

細嚼慢嚥才能使食物被好好的吸收,狼吞虎嚥吃進去的東西,身體吃到了卻沒有吸收到。

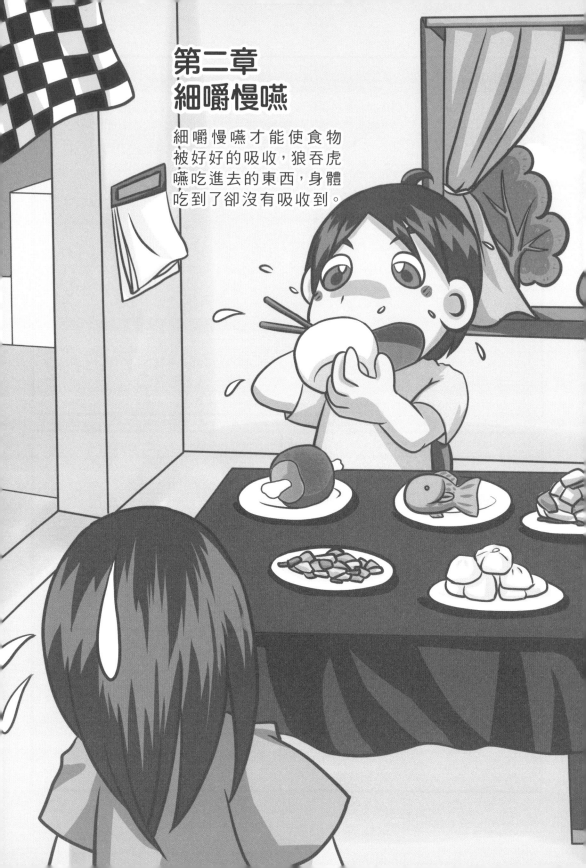

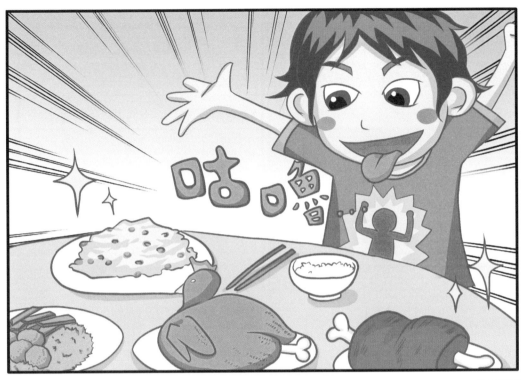

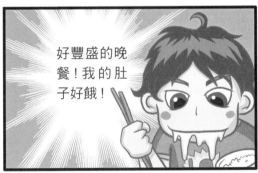

好豐盛的晚餐!我的肚子好餓!

等一下!這樣子吃飯是不對的!應該要細嚼慢嚥。

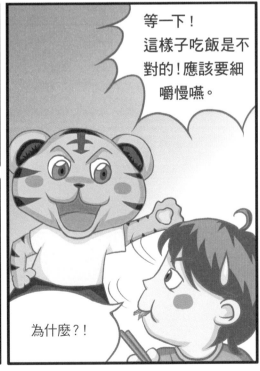

為什麼?!

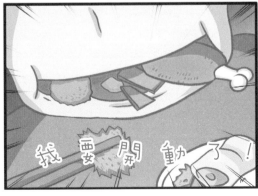

我要開動了!

人體使用手冊【漫畫版】

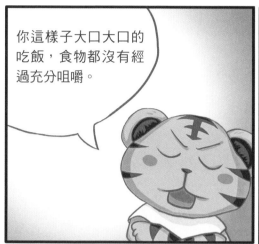

你這樣子大口大口的吃飯，食物都沒有經過充分咀嚼。

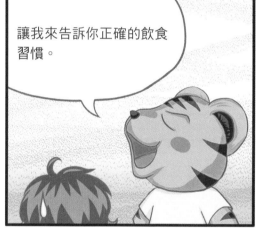

讓我來告訴你正確的飲食習慣。

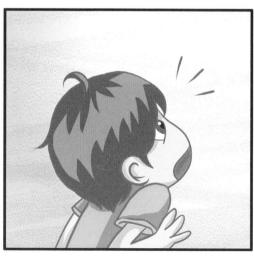

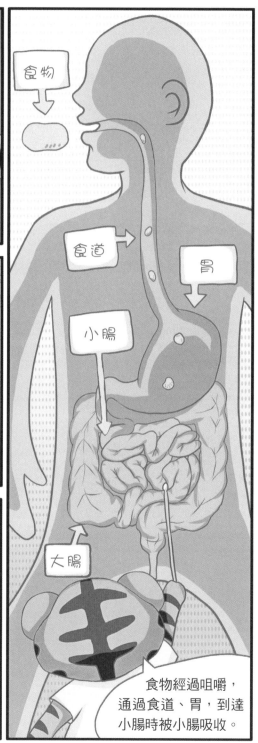

食物

食道

胃

小腸

大腸

食物經過咀嚼，通過食道、胃，到達小腸時被小腸吸收。

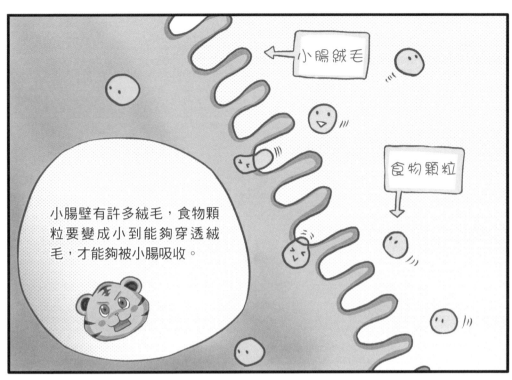

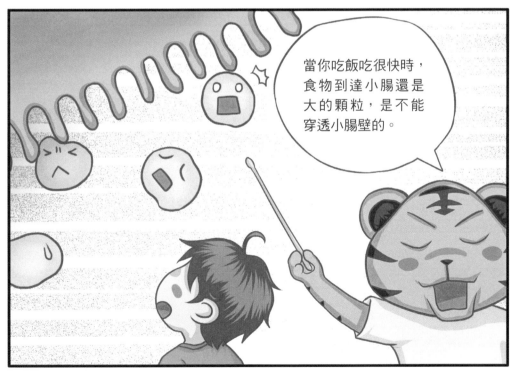

人體使用手冊【漫畫版】

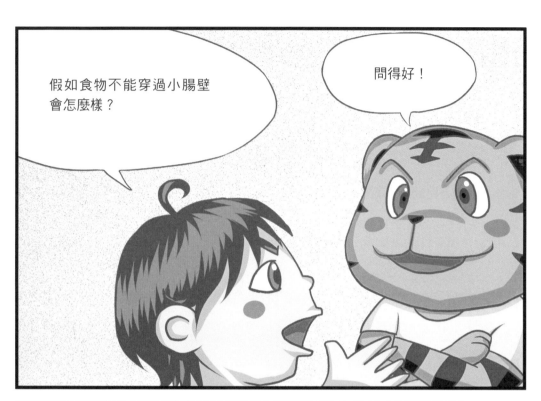

問得好！

假如食物不能穿過小腸壁會怎麼樣？

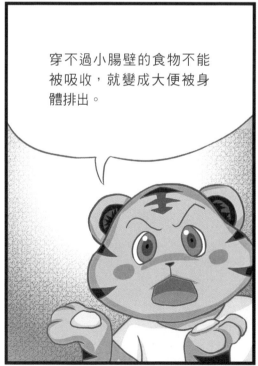

穿不過小腸壁的食物不能被吸收，就變成大便被身體排出。

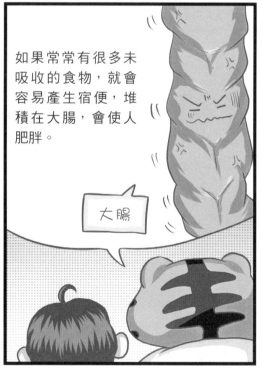

如果常常有很多未吸收的食物，就會容易產生宿便，堆積在大腸，會使人肥胖。

大腸

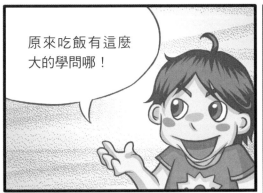

原來吃飯有這麼大的學問哪！

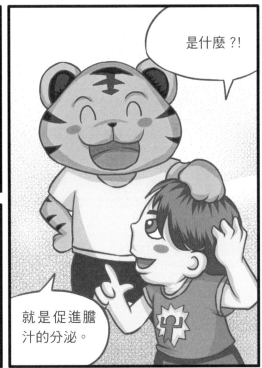

是什麼?!

就是促進膽汁的分泌。

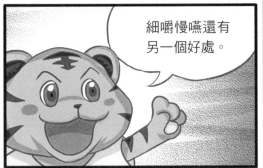

細嚼慢嚥還有另一個好處。

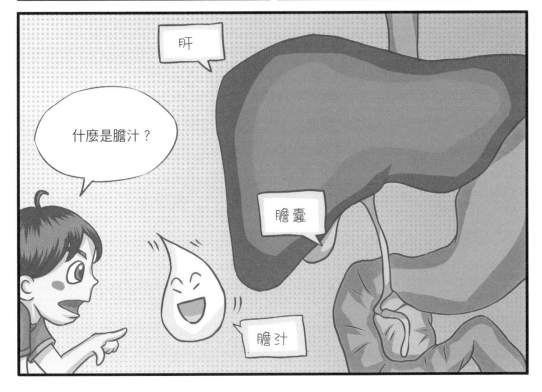

什麼是膽汁？

肝

膽囊

膽汁

人體使用手冊【漫畫版】

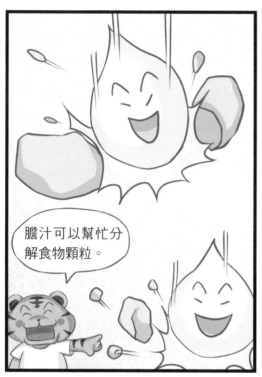

膽汁可以幫忙分解食物顆粒。

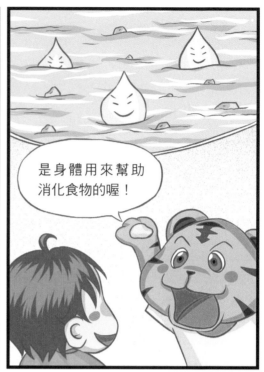

是身體用來幫助消化食物的喔！

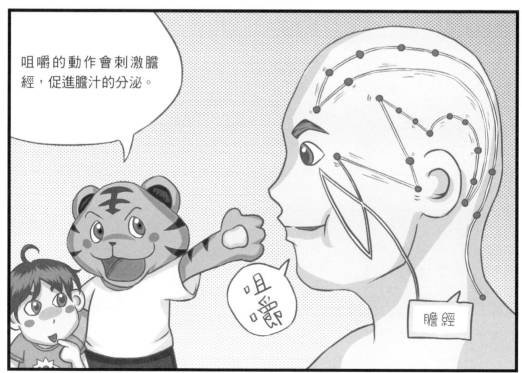

咀嚼的動作會刺激膽經，促進膽汁的分泌。

咀嚼

膽經

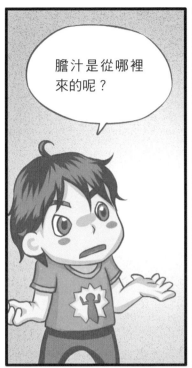

膽汁是從哪裡來的呢？

膽汁是肝分泌的。

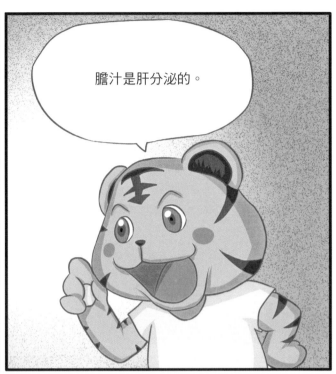

肝

膽囊

胃

小腸

原來如此。

肝分泌出的膽汁會儲存在膽囊裡，需要消化食物時，膽汁會進入小腸幫助消化。

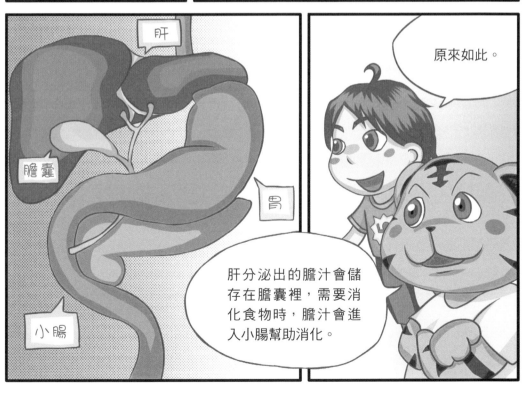

人體 使用手冊【漫畫版】

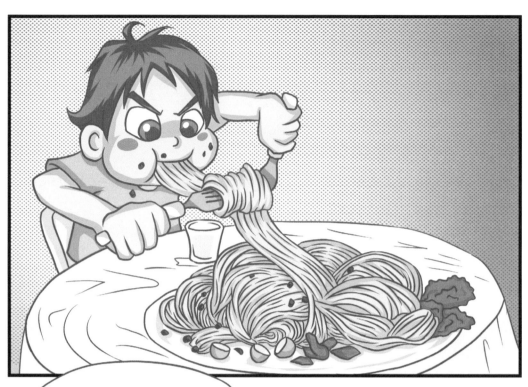

讓我們來比較一下吃飯快慢所帶來的不同結果。

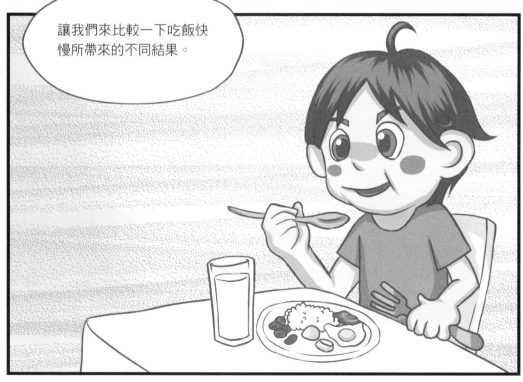

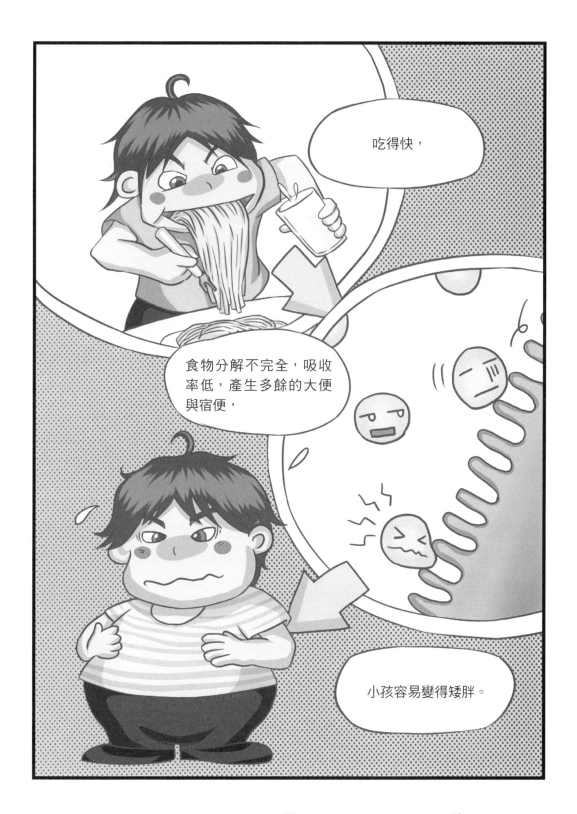

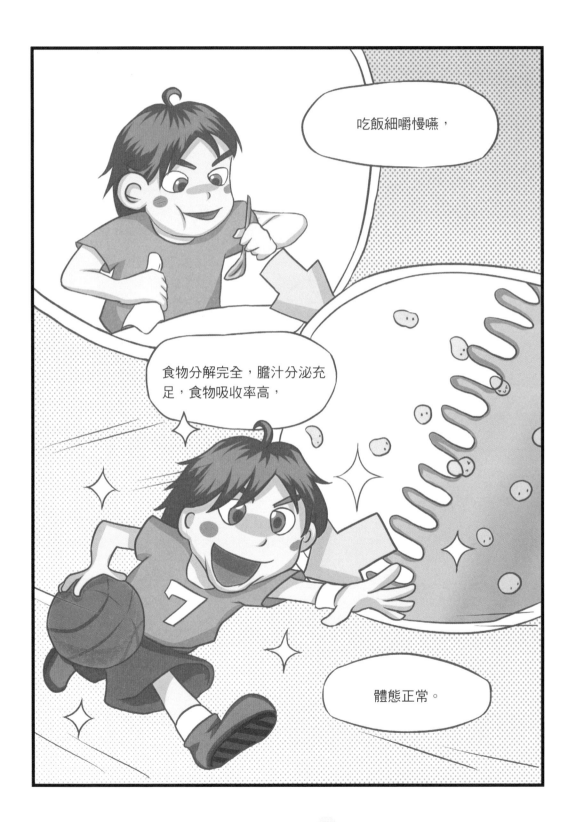

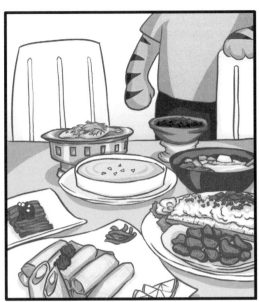

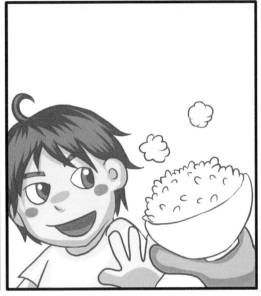

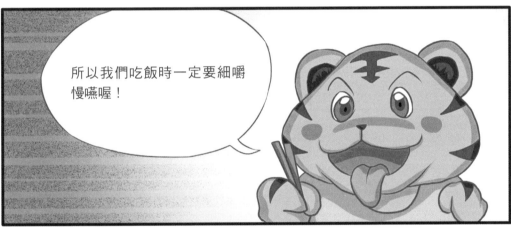

所以我們吃飯時一定要細嚼慢嚥喔！

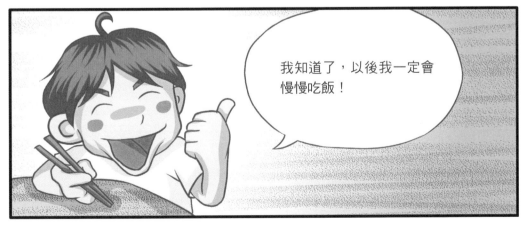

我知道了，以後我一定會慢慢吃飯！

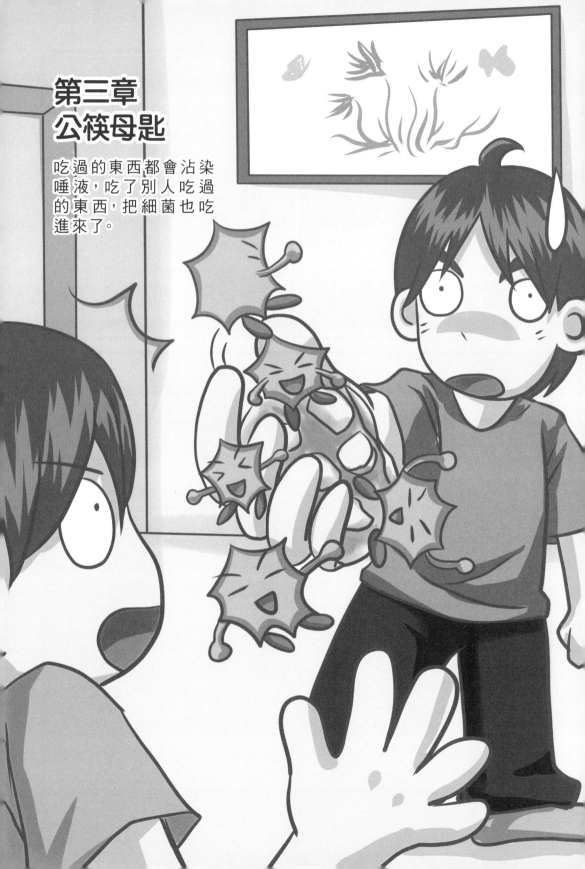

第三章
公筷母匙

吃過的東西都會沾染唾液，吃了別人吃過的東西，把細菌也吃進來了。

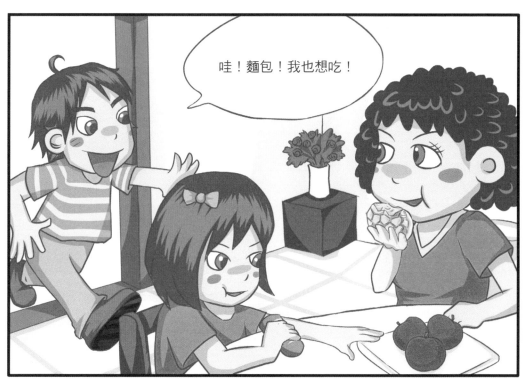

哇！麵包！我也想吃！

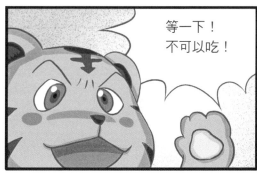

等一下！
不可以吃！

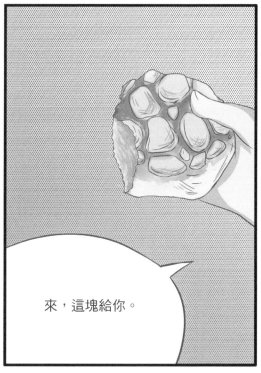

來，這塊給你。

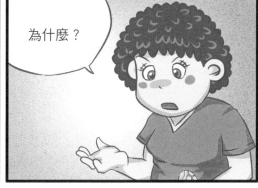

為什麼？

人體使用手冊【漫畫版】

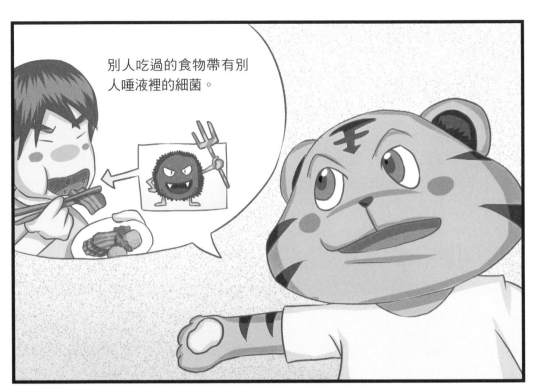

別人吃過的食物帶有別人唾液裡的細菌。

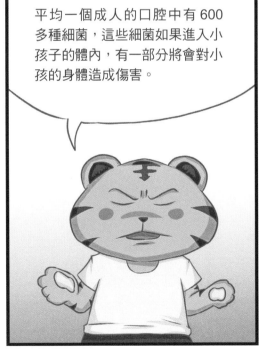

平均一個成人的口腔中有 600 多種細菌，這些細菌如果進入小孩子的體內，有一部分將會對小孩的身體造成傷害。

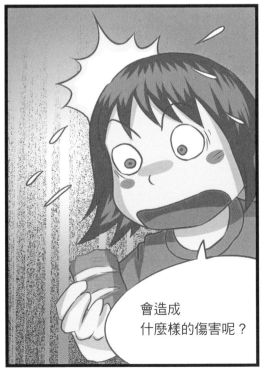

會造成什麼樣的傷害呢？

細菌進入人體之後，會在體內大量的繁殖。

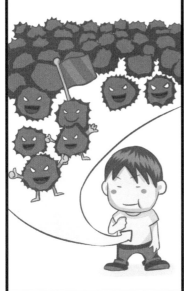

身體的免疫系統是由脾臟所管理，脾臟必須使用很多身體的能量來與這些細菌對抗。

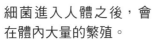
脾臟

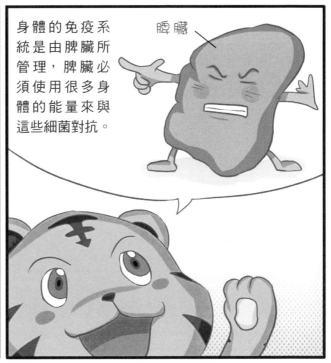

脾臟長期與細菌作戰會造成脾臟的疲累，形成脾虛。

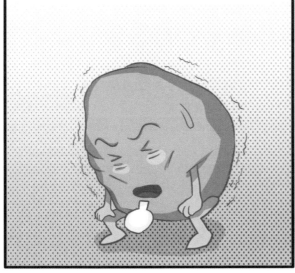

如果發生脾虛會怎麼樣呢？

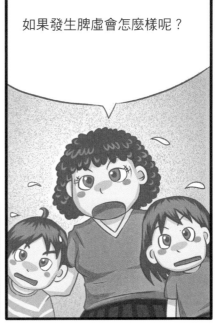

人體 使用手冊【漫畫版】

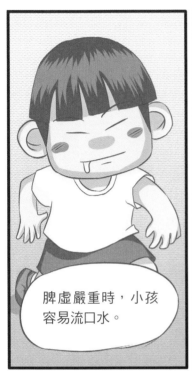

脾虛嚴重時，小孩容易流口水。

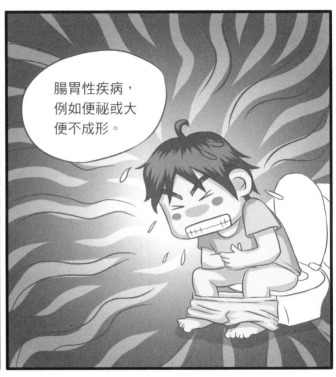

腸胃性疾病，例如便祕或大便不成形。

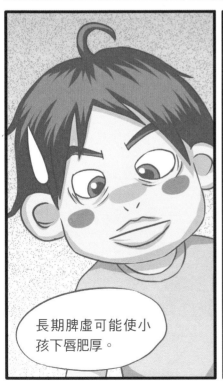

長期脾虛可能使小孩下唇肥厚。

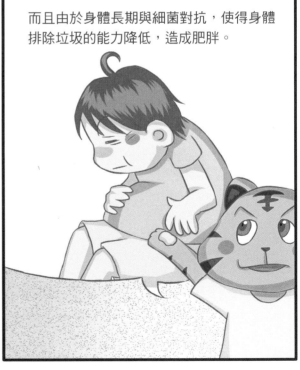

而且由於身體長期與細菌對抗，使得身體排除垃圾的能力降低，造成肥胖。

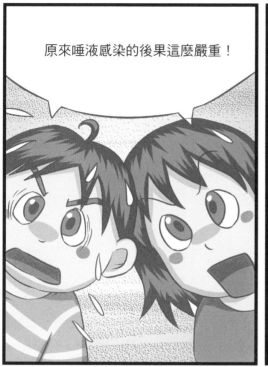

原來唾液感染的後果這麼嚴重！

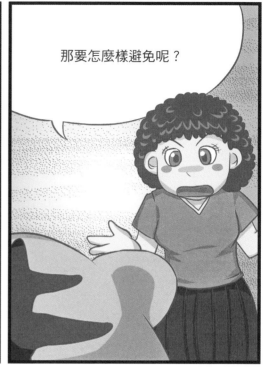

那要怎麼樣避免呢？

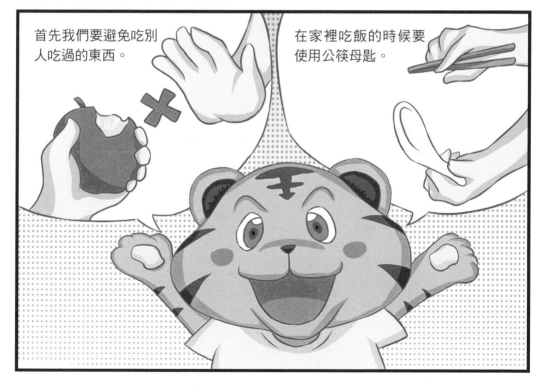

首先我們要避免吃別人吃過的東西。

在家裡吃飯的時候要使用公筷母匙。

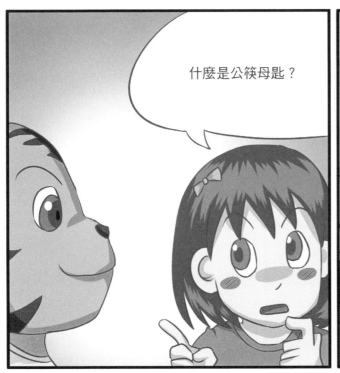

什麼是公筷母匙？

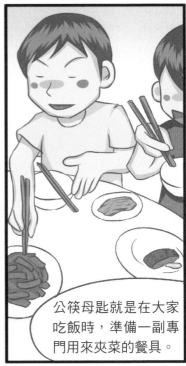

公筷母匙就是在大家吃飯時，準備一副專門用來夾菜的餐具。

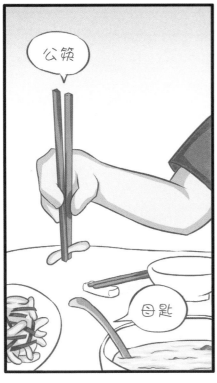

公筷

母匙

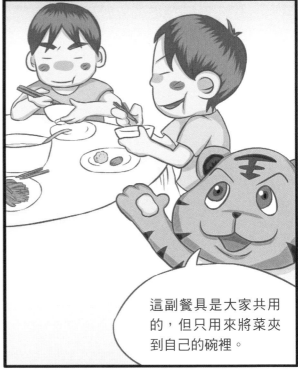

這副餐具是大家共用的，但只用來將菜夾到自己的碗裡。

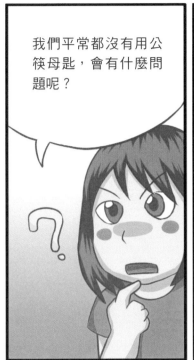

我們平常都沒有用公筷母匙，會有什麼問題呢？

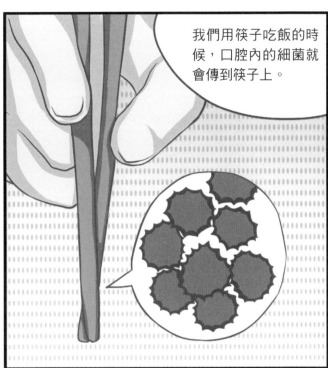

我們用筷子吃飯的時候，口腔內的細菌就會傳到筷子上。

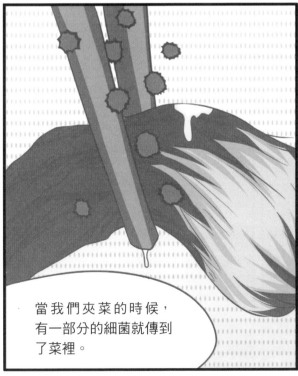

當我們夾菜的時候，有一部分的細菌就傳到了菜裡。

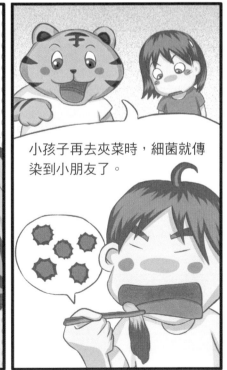

小孩子再去夾菜時，細菌就傳染到小朋友了。

人體 使用手冊【漫畫版】

除了公筷母匙之外，家中的飲水杯和漱口杯最好都是一人一個，不要互相共用。

餐具

飲水杯

漱口杯

原來如此。

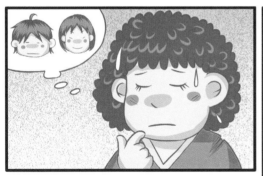

如果已經有了脾虛的症狀該怎麼辦？

如果發現小孩子的發育較差（如身高比同年齡的孩子矮），下唇比較肥厚或很容易流口水，可能就是脾虛的表現。

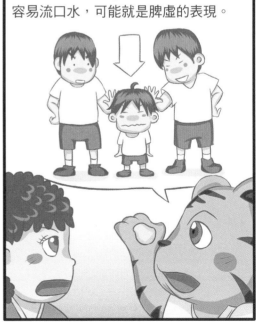

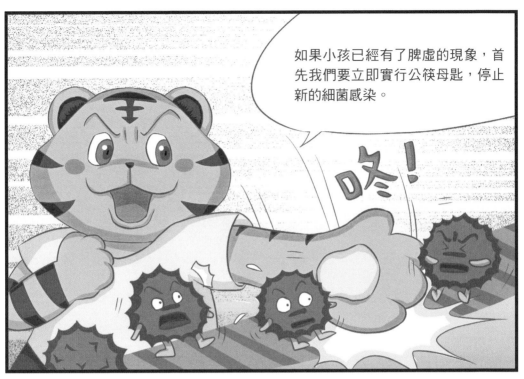

如果小孩已經有了脾虛的現象，首先我們要立即實行公筷母匙，停止新的細菌感染。

咚！

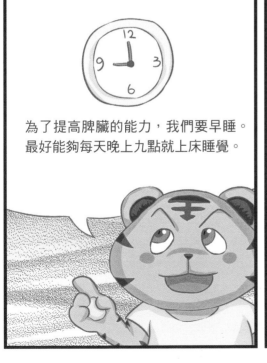

為了提高脾臟的能力，我們要早睡。最好能夠每天晚上九點就上床睡覺。

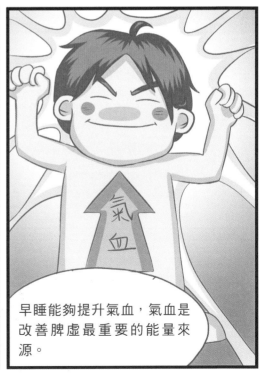

氣血

早睡能夠提升氣血，氣血是改善脾虛最重要的能量來源。

43

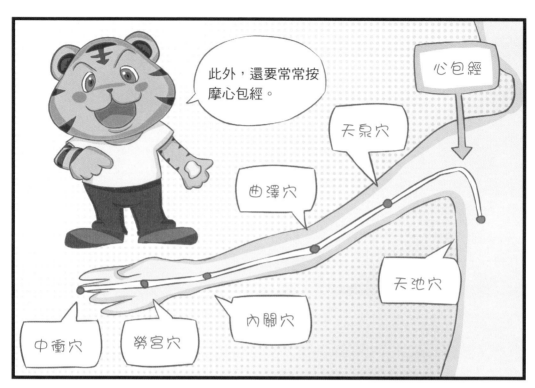

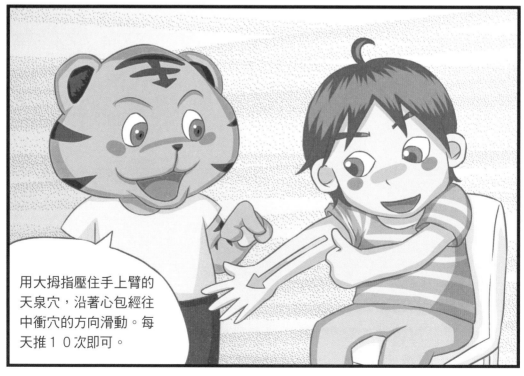

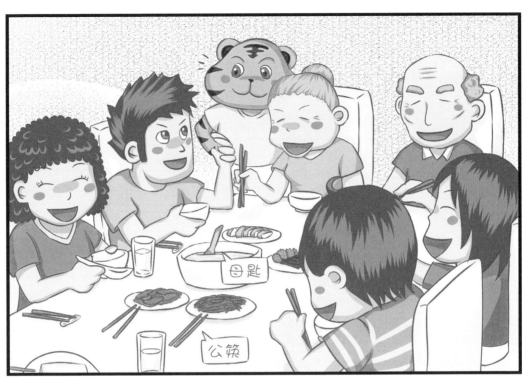

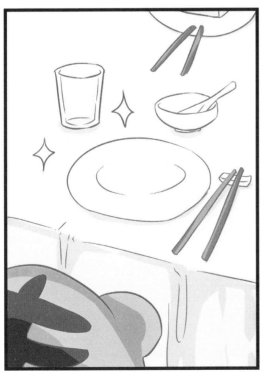

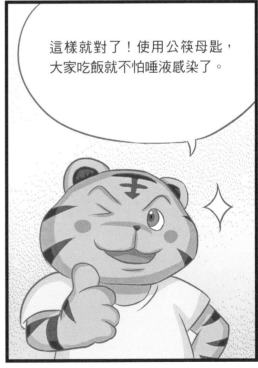

這樣就對了！使用公筷母匙，大家吃飯就不怕唾液感染了。

人體使用手冊【漫畫版】

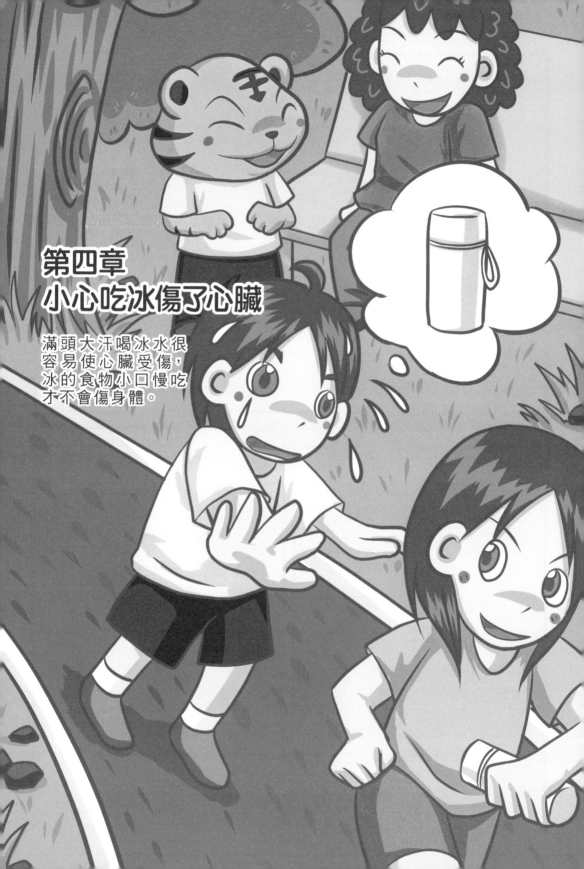

第四章
小心吃冰傷了心臟

滿頭大汗喝冰水很容易使心臟受傷，冰的食物小口慢吃才不會傷身體。

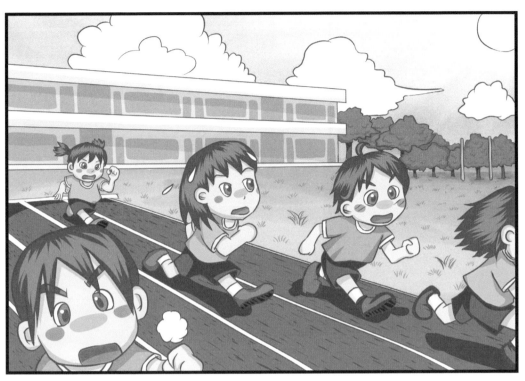

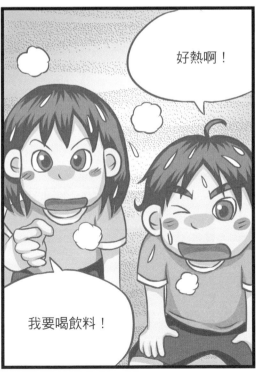

好熱啊！

我要喝飲料！

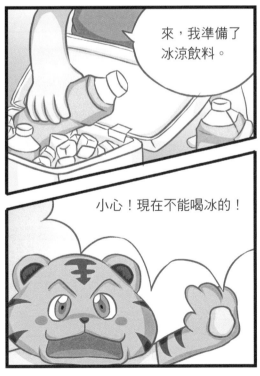

來，我準備了冰涼飲料。

小心！現在不能喝冰的！

人體使用手冊【漫畫版】

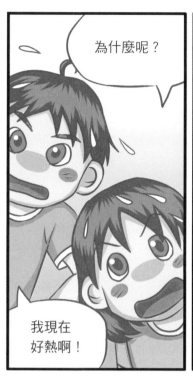

為什麼呢？

我現在好熱啊！

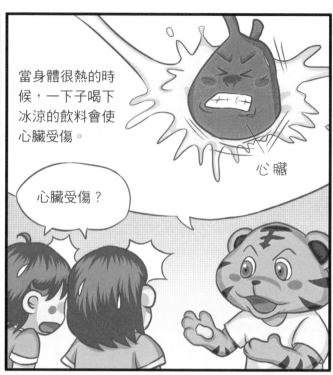

當身體很熱的時候，一下子喝下冰涼的飲料會使心臟受傷。

心臟

心臟受傷？

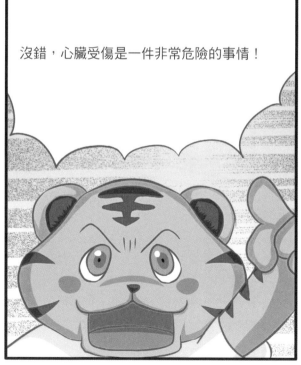

沒錯，心臟受傷是一件非常危險的事情！

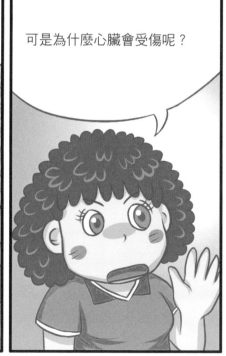

可是為什麼心臟會受傷呢？

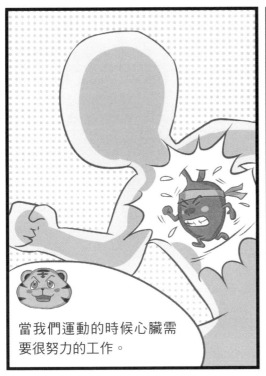

當我們運動的時候心臟需要很努力的工作。

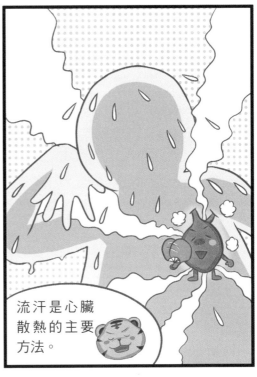

流汗是心臟散熱的主要方法。

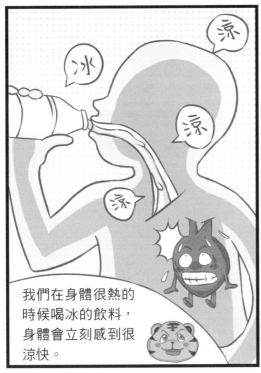

冰
涼
涼
涼

我們在身體很熱的時候喝冰的飲料，身體會立刻感到很涼快。

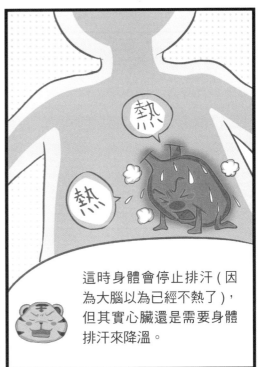

熱
熱

這時身體會停止排汗（因為大腦以為已經不熱了），但其實心臟還是需要身體排汗來降溫。

人體使用手冊【漫畫版】

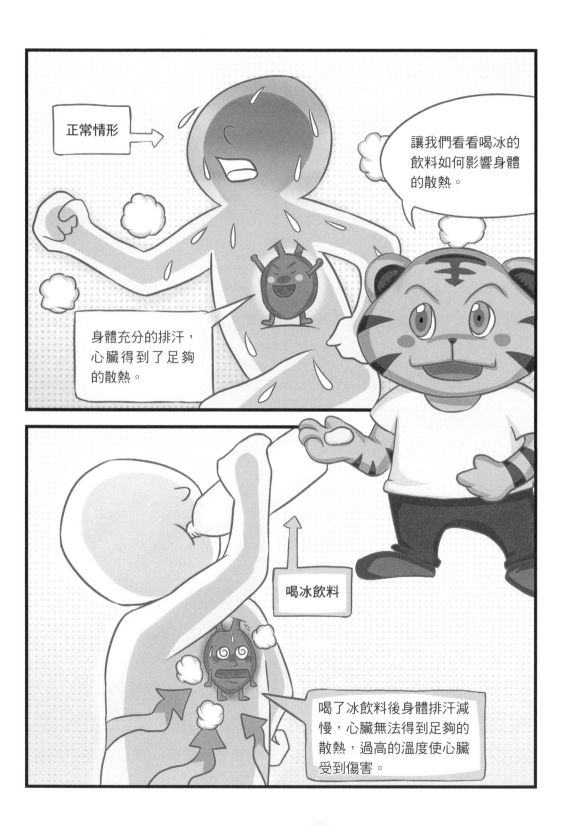

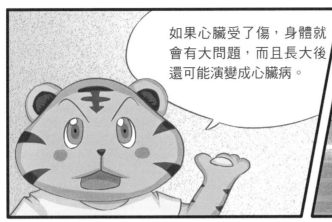

如果心臟受了傷，身體就會有大問題，而且長大後還可能演變成心臟病。

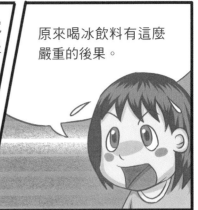

原來喝冰飲料有這麼嚴重的後果。

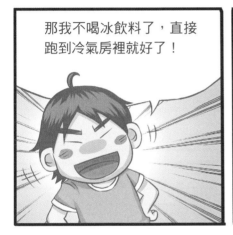

那我不喝冰飲料了，直接跑到冷氣房裡就好了！

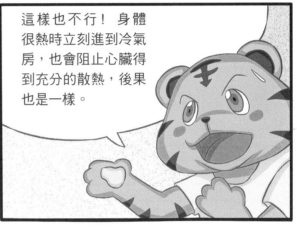

這樣也不行！ 身體很熱時立刻進到冷氣房，也會阻止心臟得到充分的散熱，後果也是一樣。

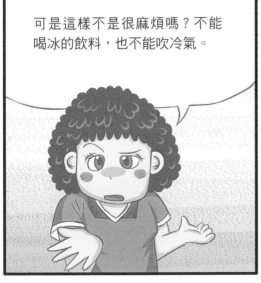

可是這樣不是很麻煩嗎？不能喝冰的飲料，也不能吹冷氣。

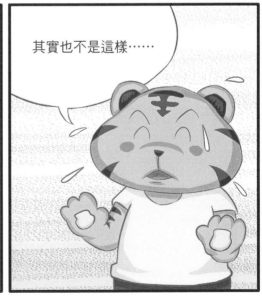

其實也不是這樣……

51　　人體使用手冊【漫畫版】

冰的飲料最好不要在剛運動完或者在運動當中喝。

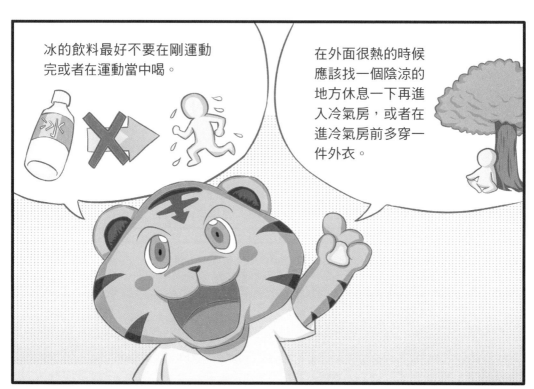

在外面很熱的時候應該找一個陰涼的地方休息一下再進入冷氣房，或者在進冷氣房前多穿一件外衣。

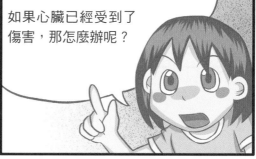

原來如此。

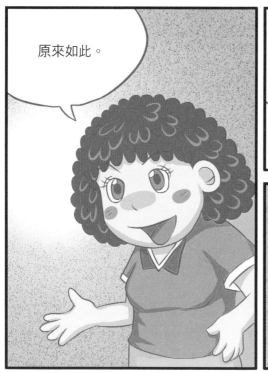

如果心臟已經受到了傷害，那怎麼辦呢？

還能夠修復嗎？

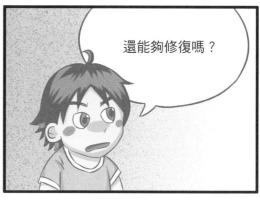

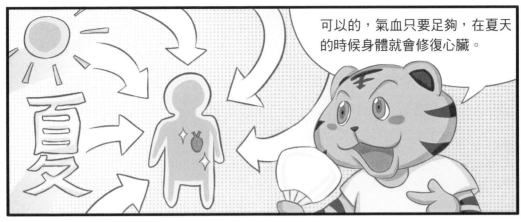

可以的，氣血只要足夠，在夏天的時候身體就會修復心臟。

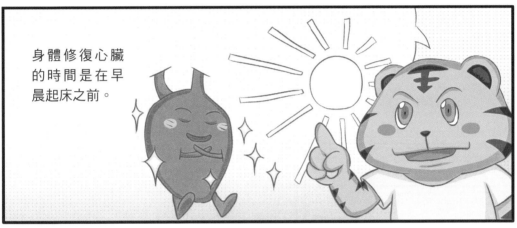

身體修復心臟的時間是在早晨起床之前。

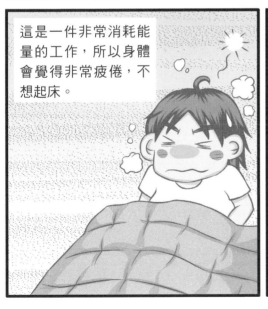

這是一件非常消耗能量的工作，所以身體會覺得非常疲倦，不想起床。

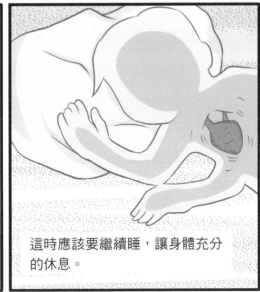

這時應該要繼續睡，讓身體充分的休息。

人體使用手冊【漫畫版】

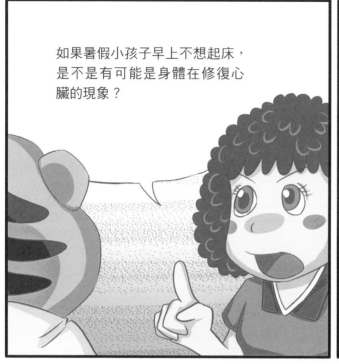

如果暑假小孩子早上不想起床，是不是有可能是身體在修復心臟的現象？

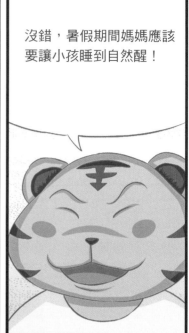

沒錯，暑假期間媽媽應該要讓小孩睡到自然醒！

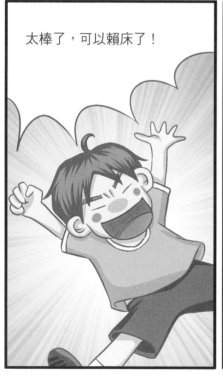

太棒了，可以賴床了！

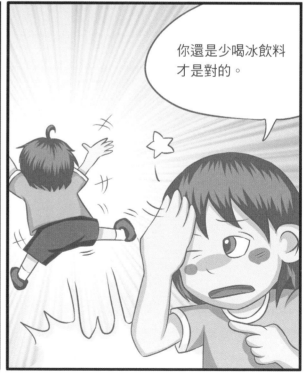

你還是少喝冰飲料才是對的。

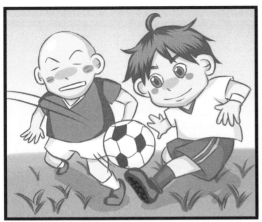

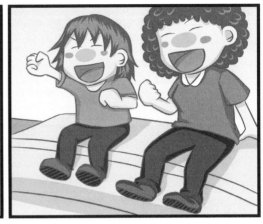

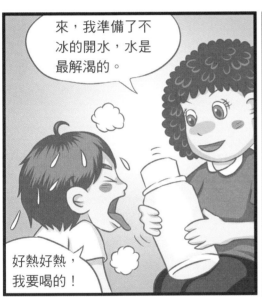

來，我準備了不冰的開水，水是最解渴的。

好熱好熱，我要喝的！

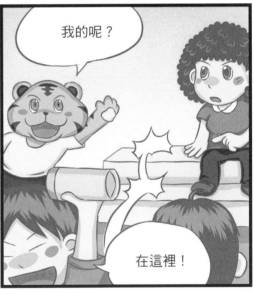

我的呢？

在這裡！

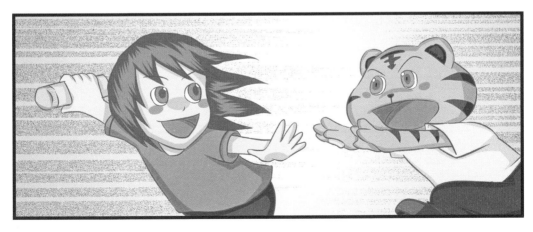

人體 使用手冊【漫畫版】

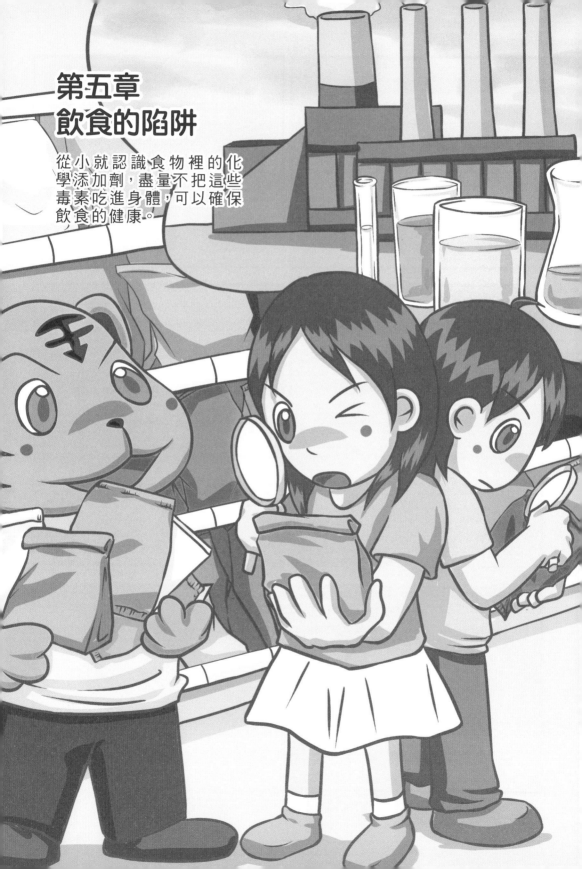

第五章
飲食的陷阱

從小就認識食物裡的化學添加劑，盡量不把這些毒素吃進身體，可以確保飲食的健康。

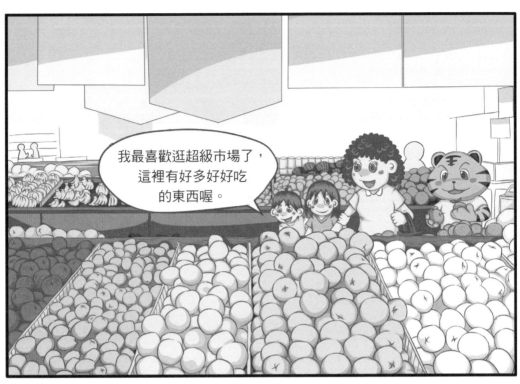

我最喜歡逛超級市場了，這裡有好多好好吃的東西喔。

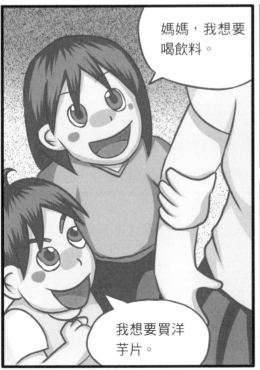

媽媽，我想要喝飲料。

我想要買洋芋片。

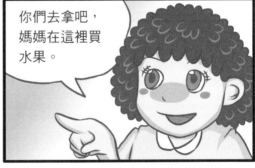

你們去拿吧，媽媽在這裡買水果。

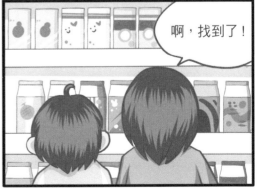

啊，找到了！

人體使用手冊【漫畫版】

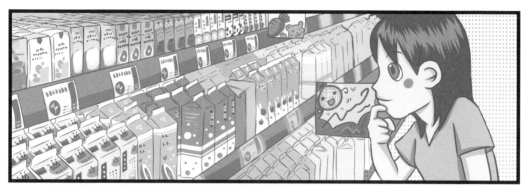

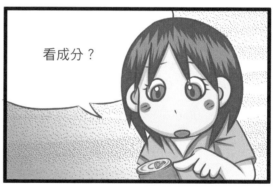

……好多種選擇喔，就買這個橘子汽水吧！

等一下，我們先看看成分！

看成分？

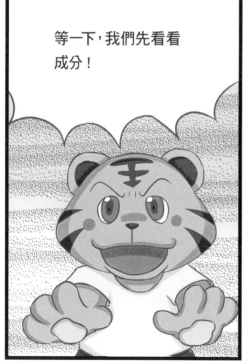

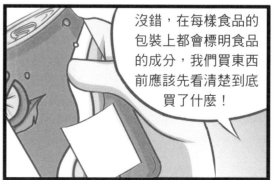

沒錯，在每樣食品的包裝上都會標明食品的成分，我們買東西前應該先看清楚到底買了什麼！

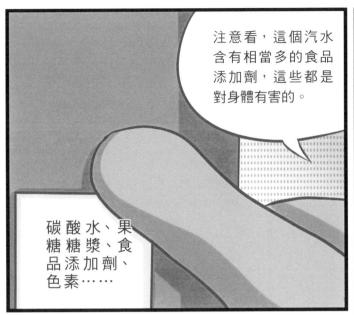

注意看，這個汽水含有相當多的食品添加劑，這些都是對身體有害的。

碳酸水、果糖糖漿、食品添加劑、色素……

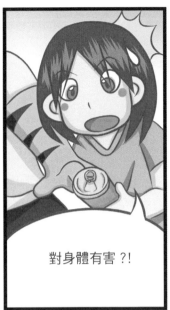

對身體有害?!

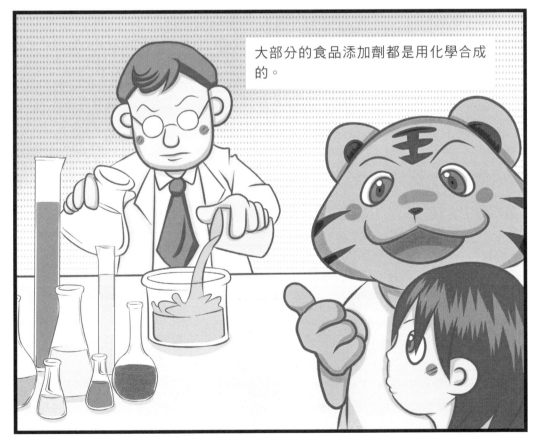

大部分的食品添加劑都是用化學合成的。

人體 使用手冊【漫畫版】

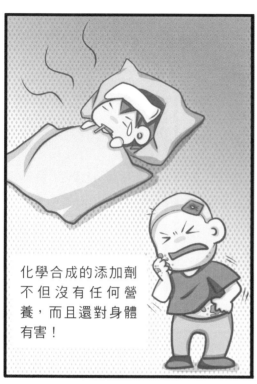

化學合成的添加劑不但沒有任何營養，而且還對身體有害！

這些化學添加劑無法被身體吸收，所以身體必須耗費能量將它們排出。

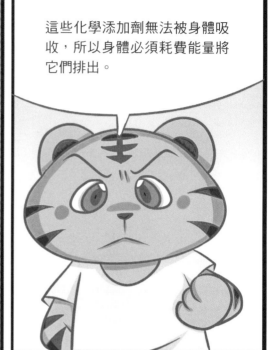

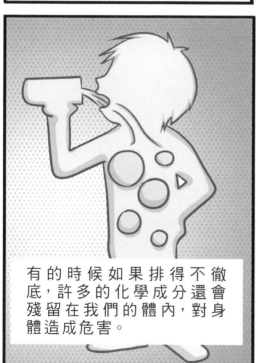

有的時候如果排得不徹底，許多的化學成分還會殘留在我們的體內，對身體造成危害。

那我喝可樂好了！

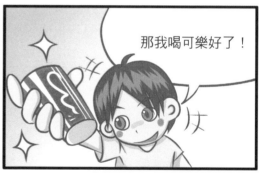

可樂更糟糕！

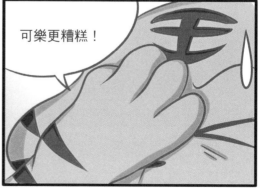

不管是任何牌子的可樂，其中的成分除了水以外，大部分都是化學合成的。

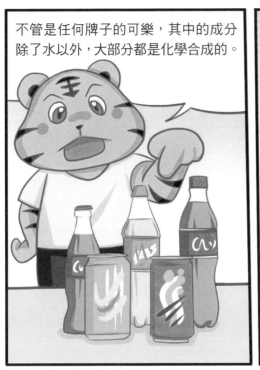

還有某些罐裝咖啡、罐裝果汁，飲料機器裡的飲料都含有大量的添加劑，最好盡量避免飲用。

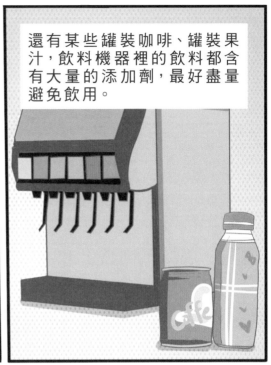

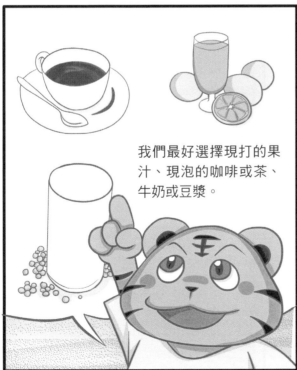

我們最好選擇現打的果汁、現泡的咖啡或茶、牛奶或豆漿。

食品添加劑真恐怖！

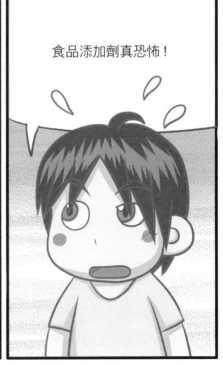

人體 使用手冊【漫畫版】

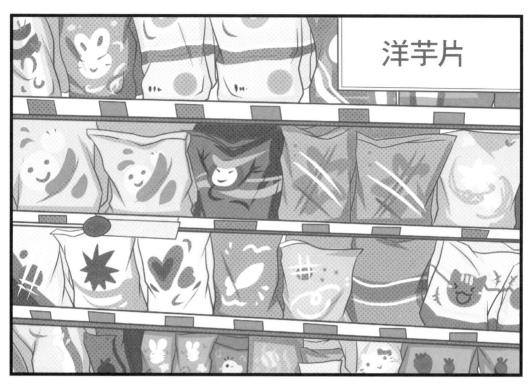

洋芋片

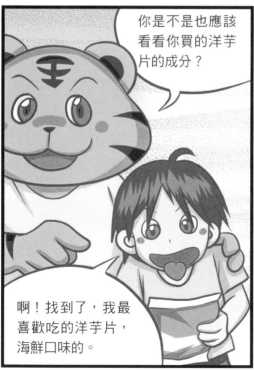

你是不是也應該看看你買的洋芋片的成分？

啊！找到了，我最喜歡吃的洋芋片，海鮮口味的。

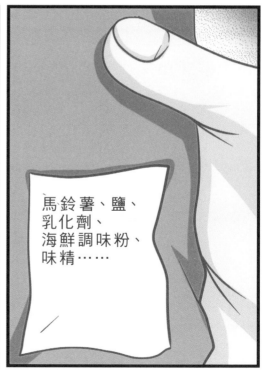

馬鈴薯、鹽、乳化劑、海鮮調味粉、味精……

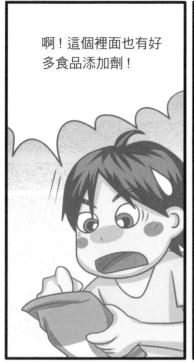

啊!這個裡面也有好多食品添加劑!

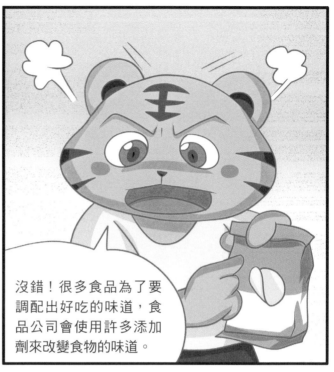

沒錯!很多食品為了要調配出好吃的味道,食品公司會使用許多添加劑來改變食物的味道。

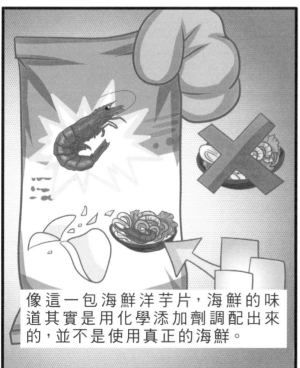

像這一包海鮮洋芋片,海鮮的味道其實是用化學添加劑調配出來的,並不是使用真正的海鮮。

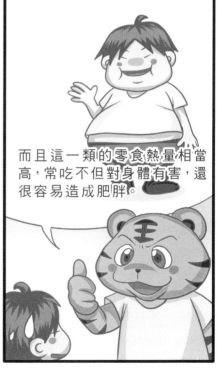

而且這一類的零食熱量相當高,常吃不但對身體有害,還很容易造成肥胖。

人體 使用手冊【漫畫版】

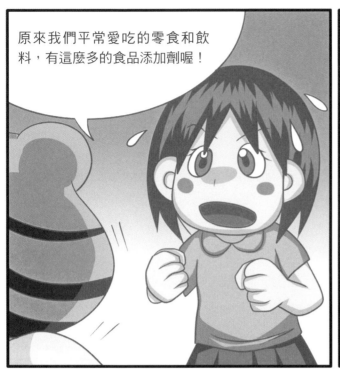

原來我們平常愛吃的零食和飲料，有這麼多的食品添加劑喔！

所以我們以後每次買食物都應該要先看成分，這樣吃得才安心！

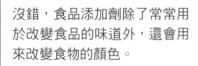

沒錯，食品添加劑除了常常用於改變食品的味道外，還會用來改變食物的顏色。

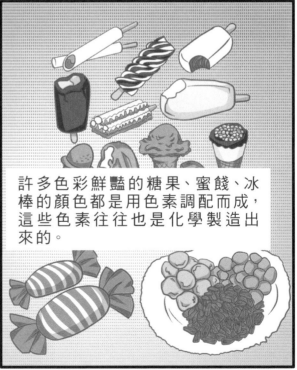

許多色彩鮮豔的糖果、蜜餞、冰棒的顏色都是用色素調配而成，這些色素往往也是化學製造出來的。

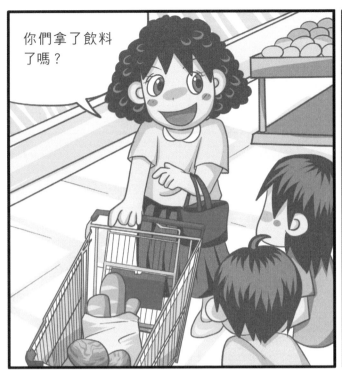

你們拿了飲料了嗎？

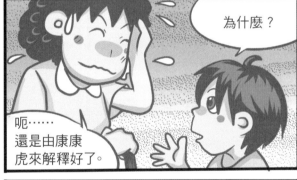

我要買 100% 的純柳橙汁。

我想要買熱狗。

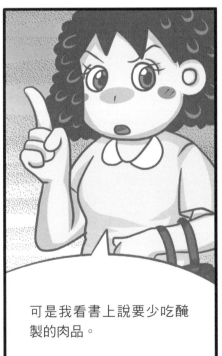

可是我看書上說要少吃醃製的肉品。

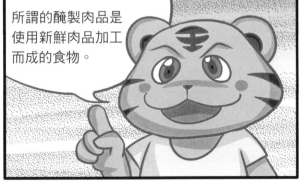

為什麼？

呃……還是由康康虎來解釋好了。

所謂的醃製肉品是使用新鮮肉品加工而成的食物。

人體使用手冊【漫畫版】

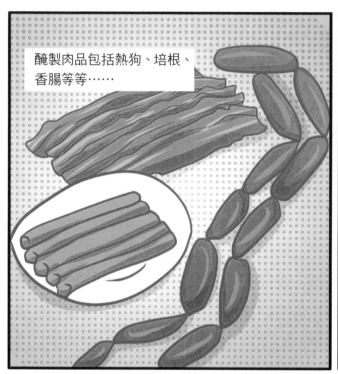

醃製肉品包括熱狗、培根、香腸等等……

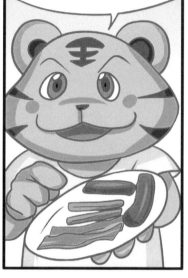

醃製的肉品由於要保存很久，所以都會添加防腐劑。

而且為了要保證食物的美味，肉裡也會加食品添加劑，如果長期食用的話，對身體是有害的。

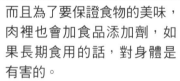

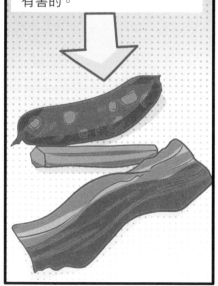

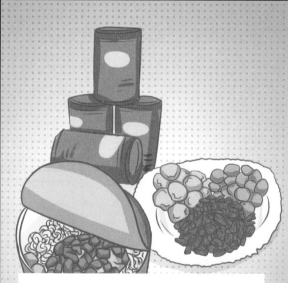

除了醃製肉類外，像泡麵、蜜餞、罐頭食物等，多數會添加防腐劑，我們應該少吃這些東西。

我們平常應該要多吃新鮮蔬菜、水果與肉類，少吃含有食品添加劑與防腐劑的食物。

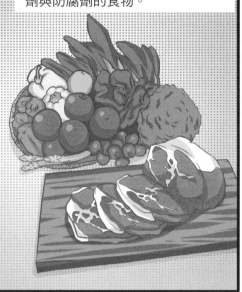

我們在購買食品時要多看看包裝上的成分。

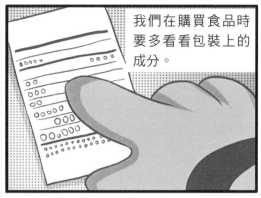

選擇健康的食物才能夠讓孩子們正常的發育成長。

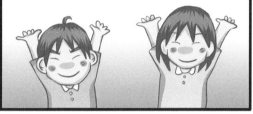

原來如此，我們知道了。

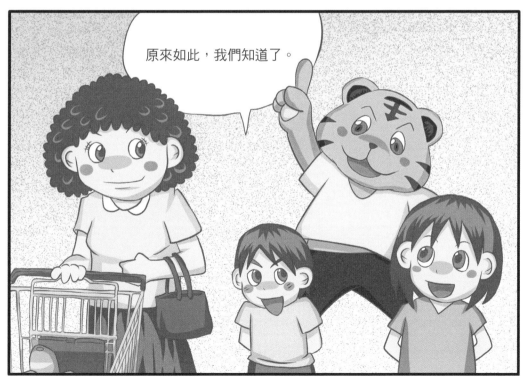

人體 使用手冊【漫畫版】

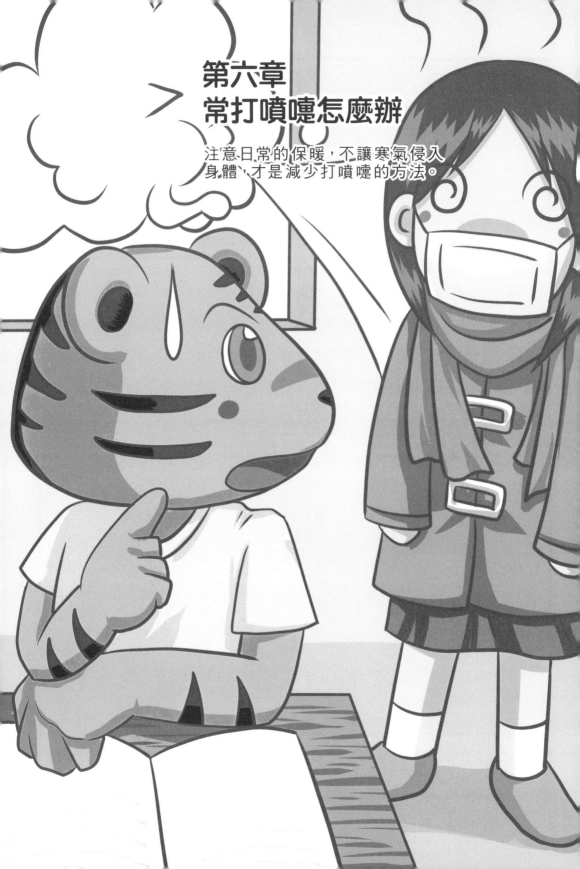

第六章
常打噴嚏怎麼辦

注意日常的保暖，不讓寒氣侵入身體，才是減少打噴嚏的方法。

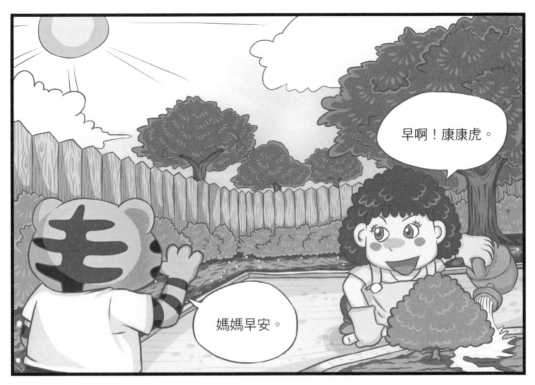

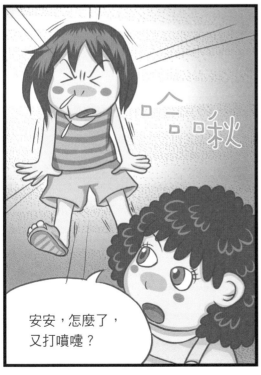

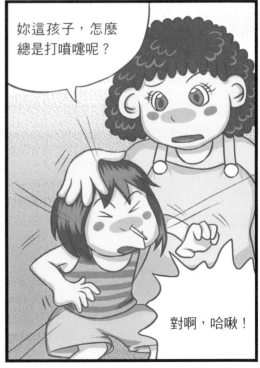

人體 使用手冊【漫畫版】

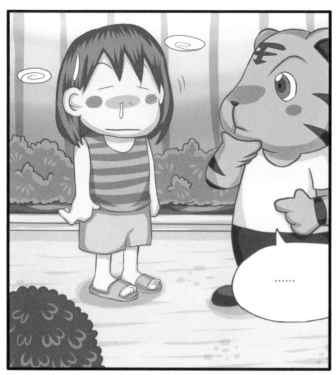

......

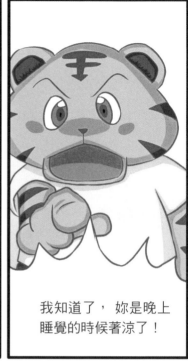

我知道了，妳是晚上睡覺的時候著涼了！

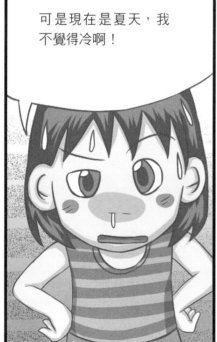

可是現在是夏天，我不覺得冷啊！

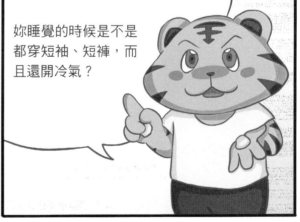

妳睡覺的時候是不是都穿短袖、短褲，而且還開冷氣？

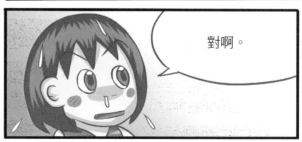

對啊。

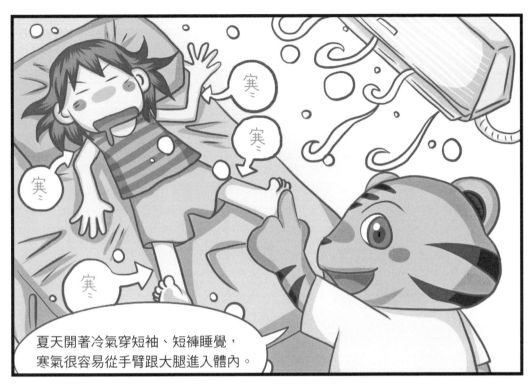

夏天開著冷氣穿短袖、短褲睡覺，
寒氣很容易從手臂跟大腿進入體內。

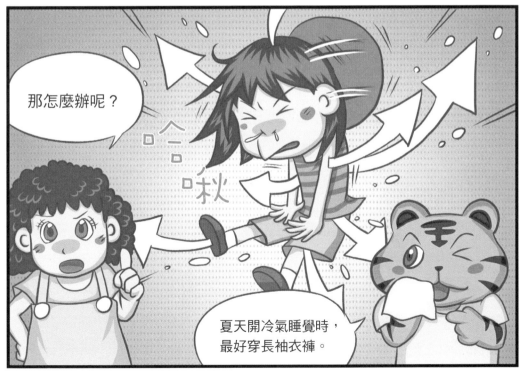

那怎麼辦呢？

夏天開冷氣睡覺時，
最好穿長袖衣褲。

人體 使用手冊【漫畫版】

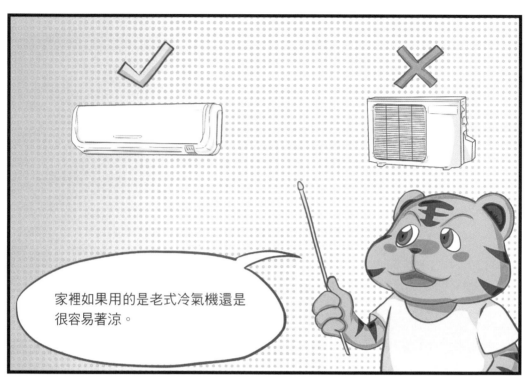

家裡如果用的是老式冷氣機還是很容易著涼。

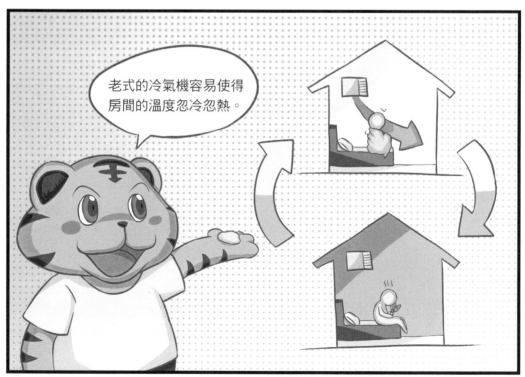

老式的冷氣機容易使得房間的溫度忽冷忽熱。

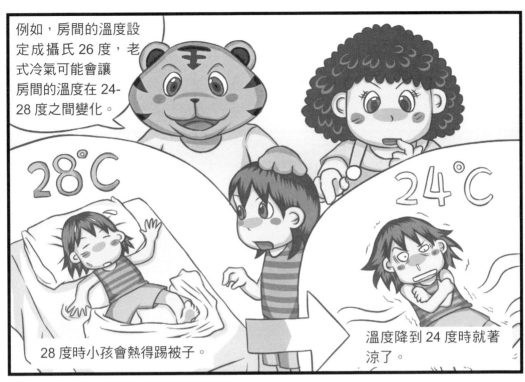

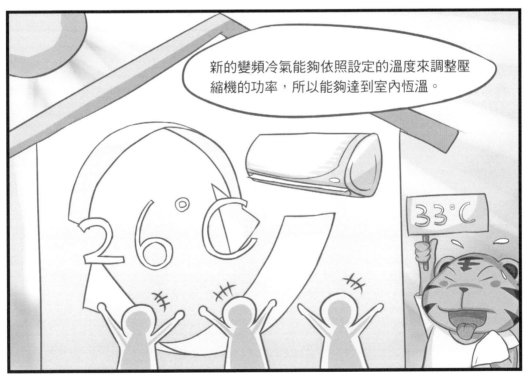

人體 使用手冊【漫畫版】

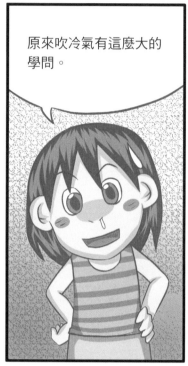

原來吹冷氣有這麼大的學問。

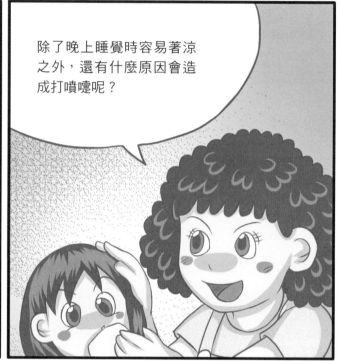

除了晚上睡覺時容易著涼之外，還有什麼原因會造成打噴嚏呢？

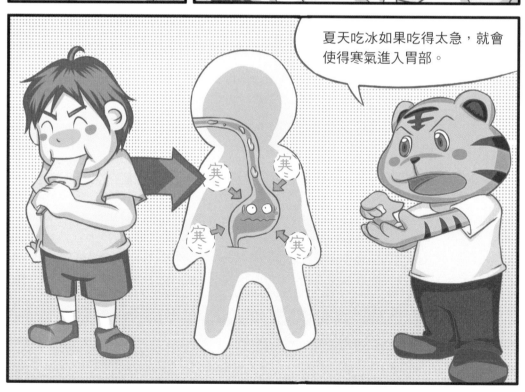

夏天吃冰如果吃得太急，就會使得寒氣進入胃部。

我們常常吃冰吃太快，有時候會感到頭痛。

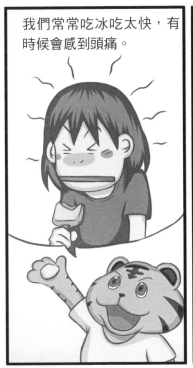

這種痛的感覺是沿著胃經。

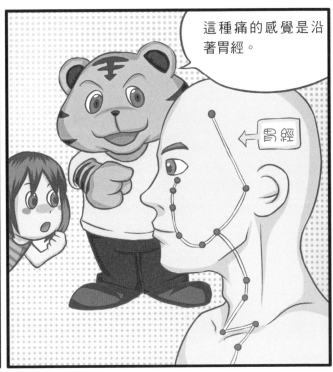

當出現這種情況時就代表胃已經受寒了。

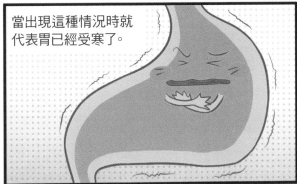

那是不是都不能再吃冰了？

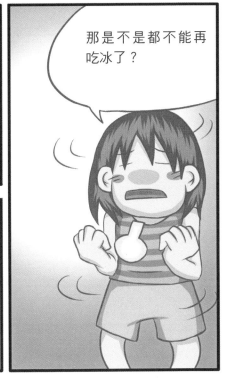

身體會用打噴嚏的方式來排胃的寒氣。

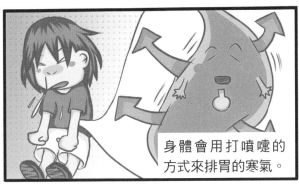

人體使用手冊【漫畫版】

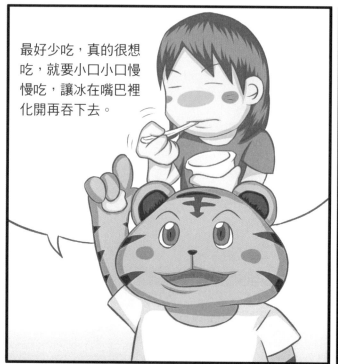

最好少吃，真的很想吃，就要小口小口慢慢吃，讓冰在嘴巴裡化開再吞下去。

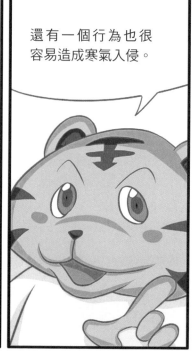

還有一個行為也很容易造成寒氣入侵。

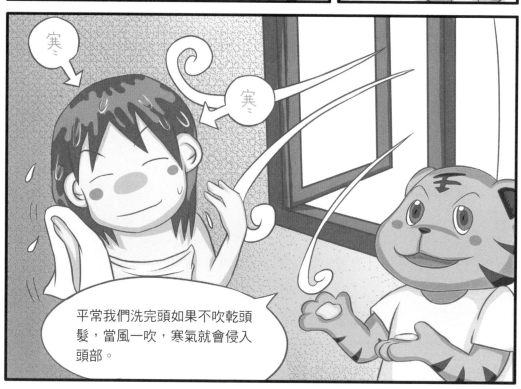

寒

寒

平常我們洗完頭如果不吹乾頭髮，當風一吹，寒氣就會侵入頭部。

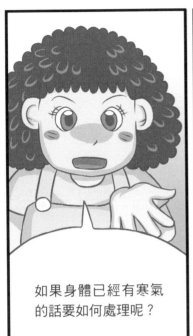

如果身體已經有寒氣的話要如何處理呢？

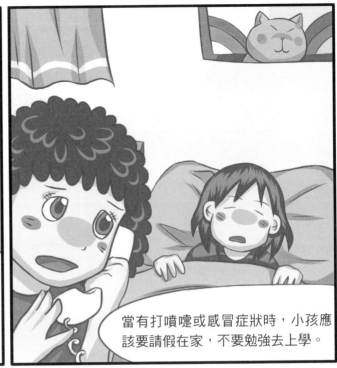

當有打噴嚏或感冒症狀時，小孩應該要請假在家，不要勉強去上學。

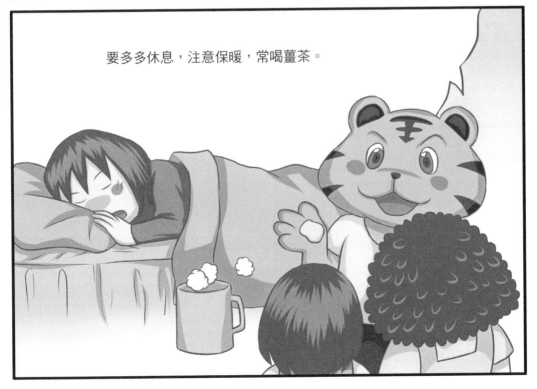

要多多休息，注意保暖，常喝薑茶。

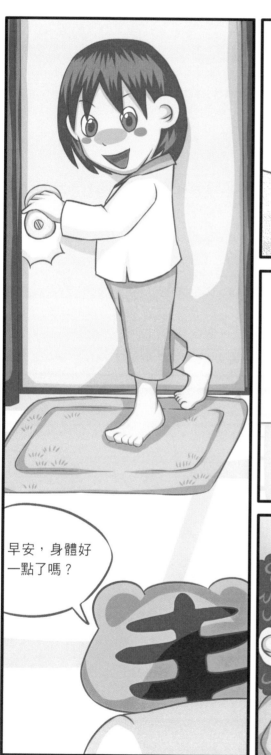

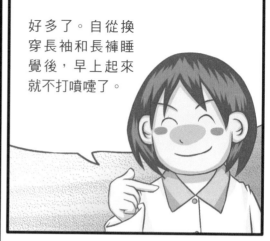

好多了。自從換穿長袖和長褲睡覺後，早上起來就不打噴嚏了。

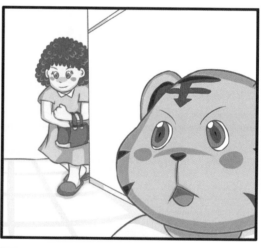

早安，身體好一點了嗎？

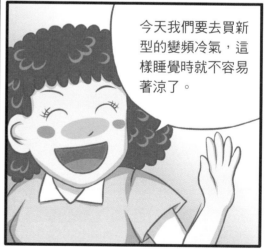

今天我們要去買新型的變頻冷氣，這樣睡覺時就不容易著涼了。

第七章
經絡是人體維修的通道

學習經絡知識,可以用最簡單且自然的方式解決身體的問題。

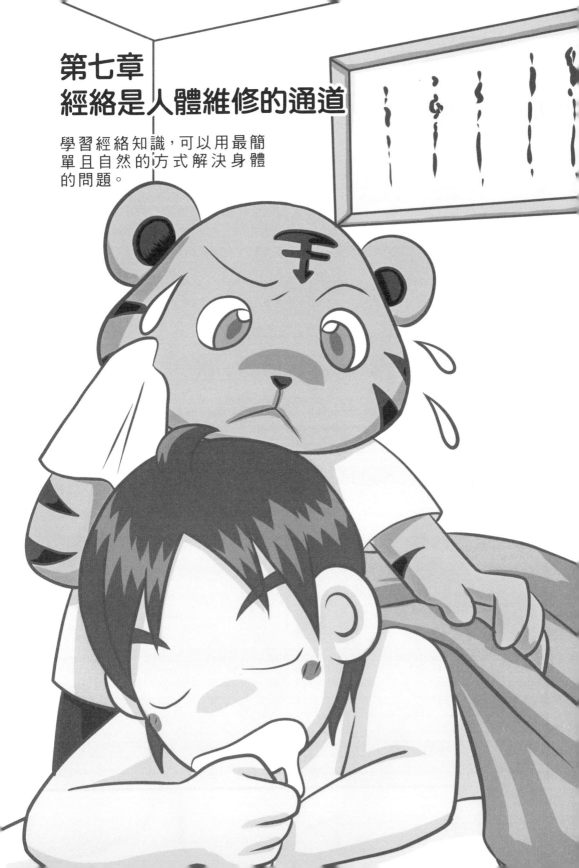

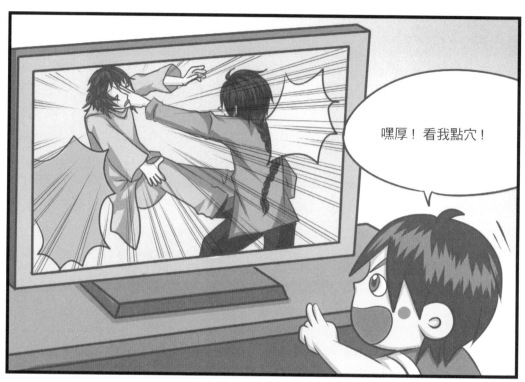

嘿厚！看我點穴！

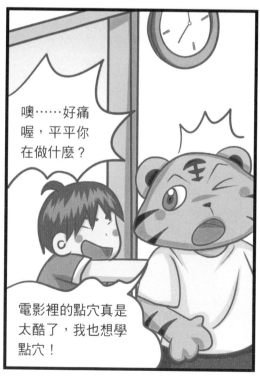

噢……好痛喔，平平你在做什麼？

電影裡的點穴真是太酷了，我也想學點穴！

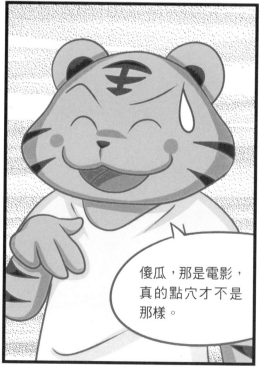

傻瓜，那是電影，真的點穴才不是那樣。

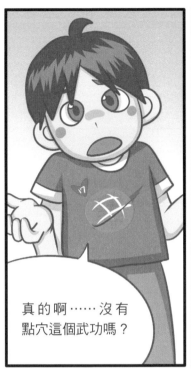

真的啊……沒有
點穴這個武功嗎？

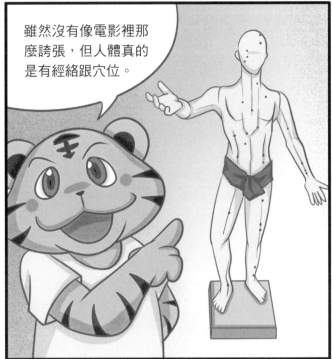

雖然沒有像電影裡那
麼誇張，但人體真的
是有經絡跟穴位。

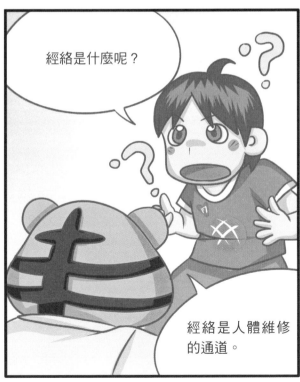

經絡是什麼呢？

經絡是人體維修
的通道。

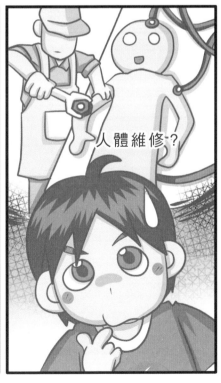

人體維修？

人體 使用手冊【漫畫版】

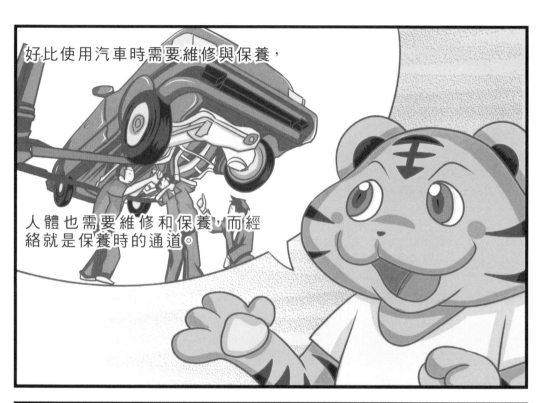

好比使用汽車時需要維修與保養，

人體也需要維修和保養，而經絡就是保養時的通道。

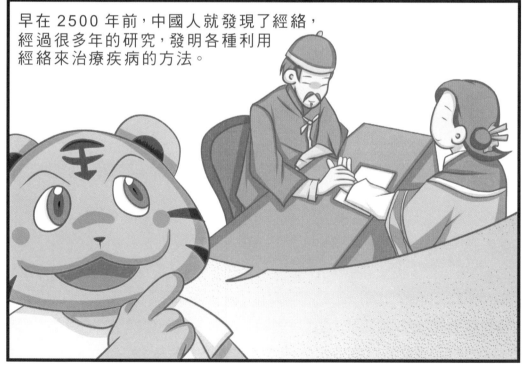

早在 2500 年前，中國人就發現了經絡，經過很多年的研究，發明各種利用經絡來治療疾病的方法。

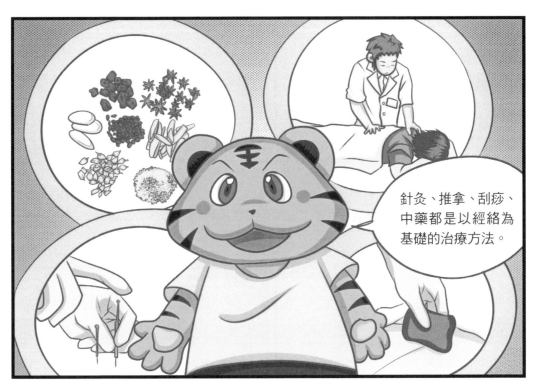

針灸、推拿、刮痧、中藥都是以經絡為基礎的治療方法。

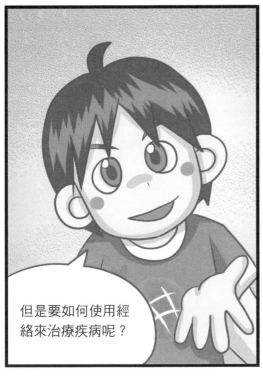

但是要如何使用經絡來治療疾病呢？

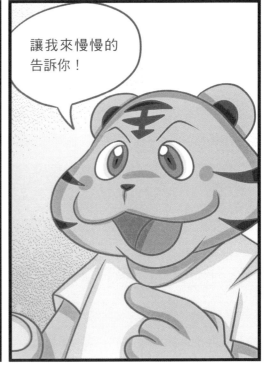

讓我來慢慢的告訴你！

人體使用手冊【漫畫版】

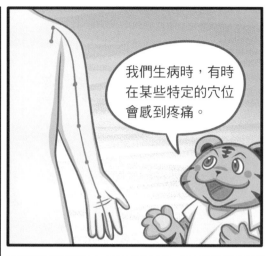

我們生病時，有時在某些特定的穴位會感到疼痛。

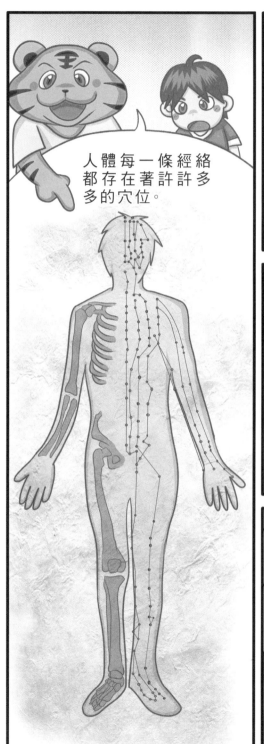

人體每一條經絡都存在著許許多多的穴位。

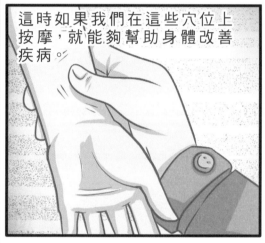

這時如果我們在這些穴位上按摩，就能夠幫助身體改善疾病。

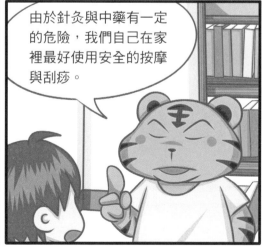

由於針灸與中藥有一定的危險，我們自己在家裡最好使用安全的按摩與刮痧。

比如當我們感冒的時候，往往脖子後面的「大椎穴」會感到疼痛。

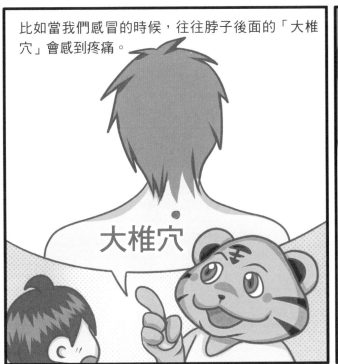

大椎穴

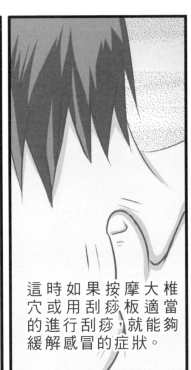

這時如果按摩大椎穴或用刮痧板適當的進行刮痧，就能夠緩解感冒的症狀。

像安安常常會暈車。

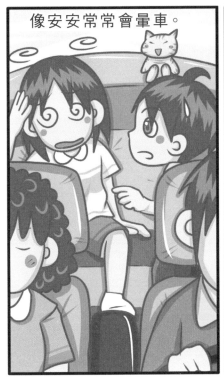

內關穴

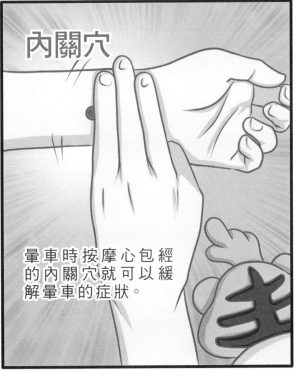

暈車時按摩心包經的內關穴就可以緩解暈車的症狀。

人體使用手冊【漫畫版】

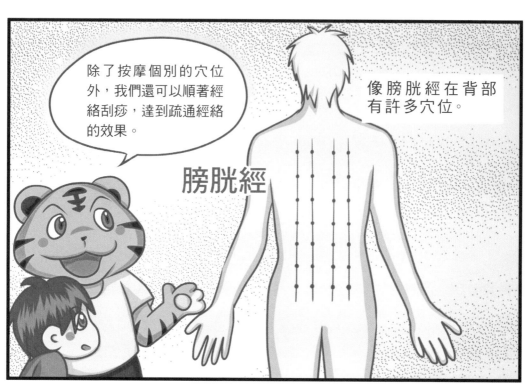

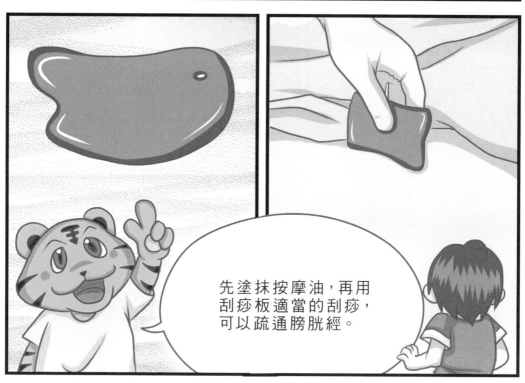

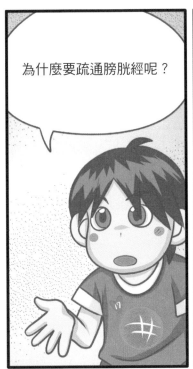

為什麼要疏通膀胱經呢？

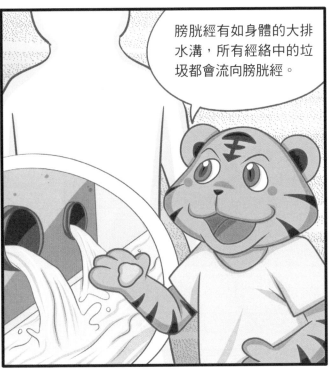

膀胱經有如身體的大排水溝，所有經絡中的垃圾都會流向膀胱經。

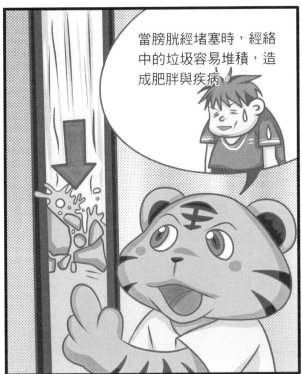

當膀胱經堵塞時，經絡中的垃圾容易堆積，造成肥胖與疾病。

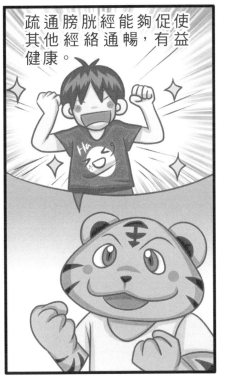

疏通膀胱經能夠促使其他經絡通暢，有益健康。

人體使用手冊【漫畫版】

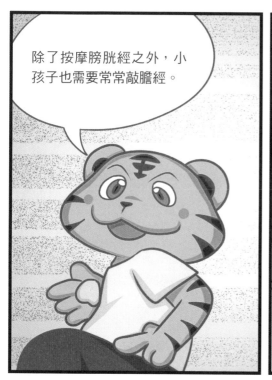

除了按摩膀胱經之外，小孩子也需要常常敲膽經。

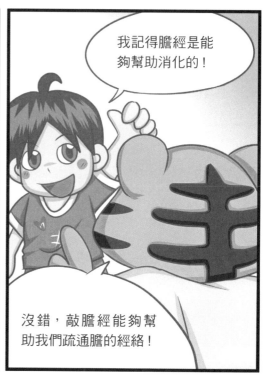

我記得膽經是能夠幫助消化的！

沒錯，敲膽經能夠幫助我們疏通膽的經絡！

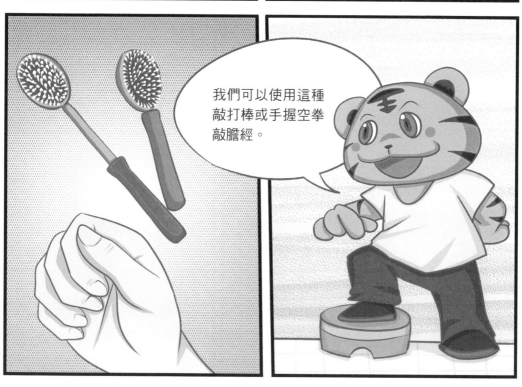

我們可以使用這種敲打棒或手握空拳敲膽經。

用敲打棒或空拳在大腿外側用適當的力量敲打。

需要敲幾下呢？

小孩可在左右各敲40下（或一點10下），成人可在左右各敲200下（或一點50下）。

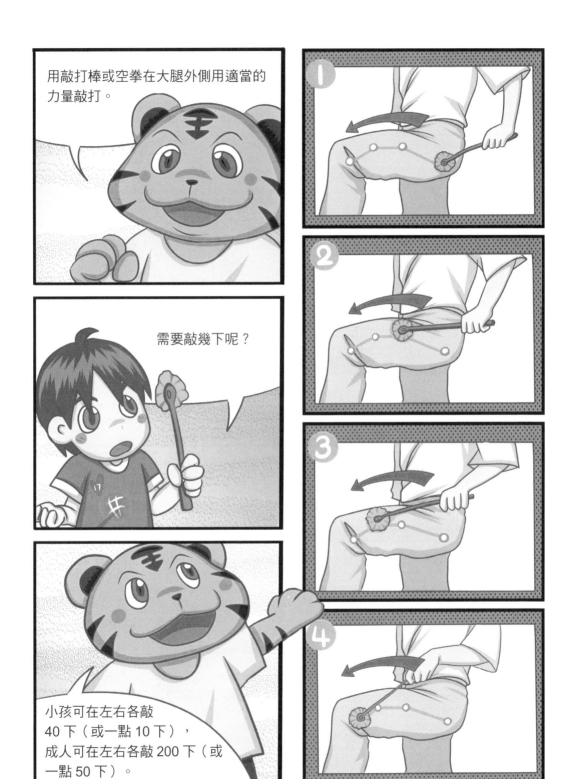

人體使用手冊【漫畫版】

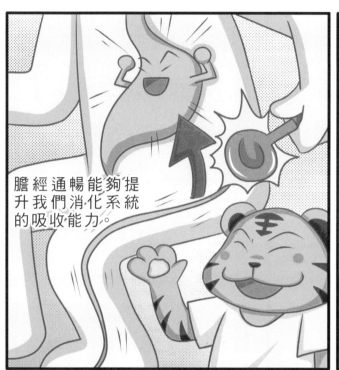

膽經通暢能夠提升我們消化系統的吸收能力。

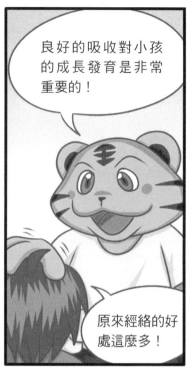

良好的吸收對小孩的成長發育是非常重要的！

原來經絡的好處這麼多！

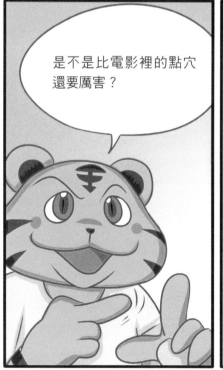

是不是比電影裡的點穴還要厲害？

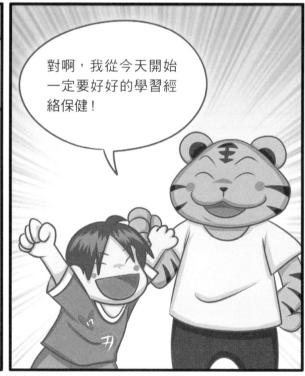

對啊，我從今天開始一定要好好的學習經絡保健！

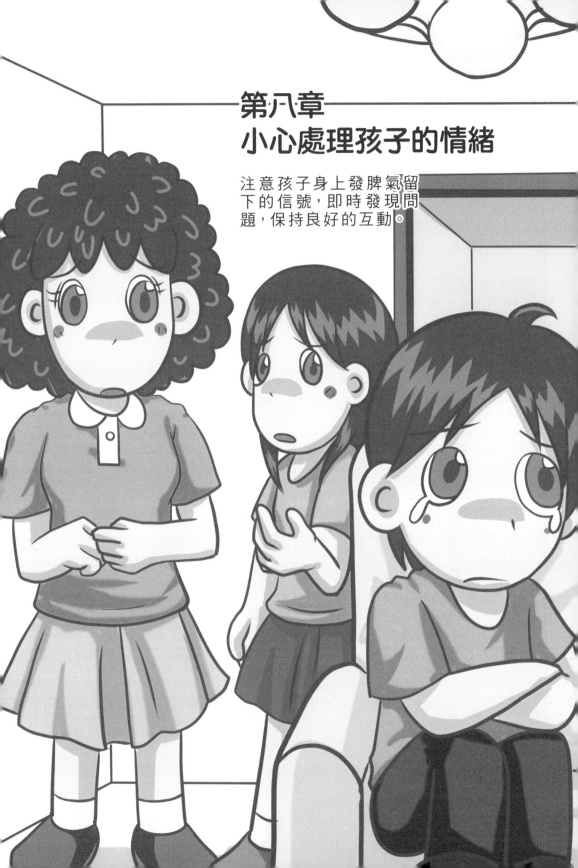

第八章
小心處理孩子的情緒

注意孩子身上發脾氣留下的信號，即時發現問題，保持良好的互動。

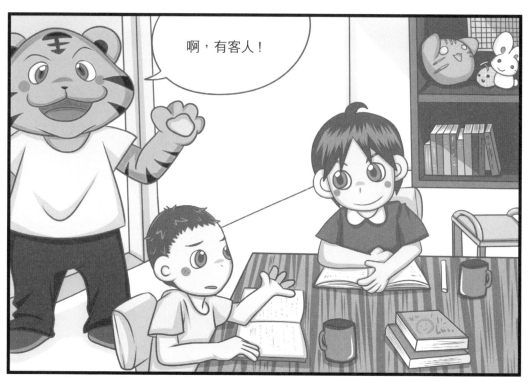

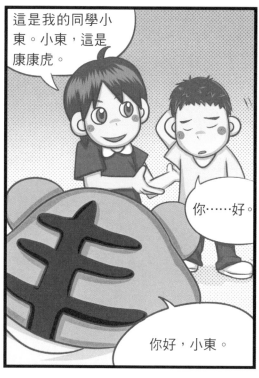

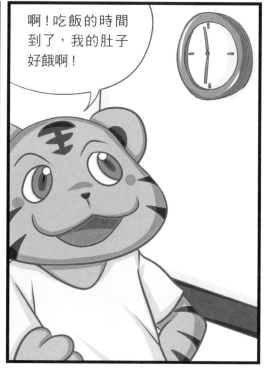

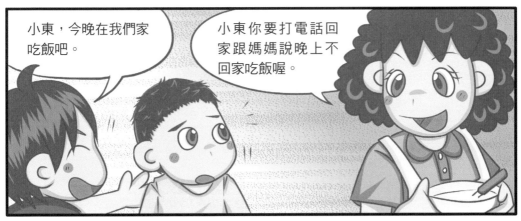

小東，今晚在我們家吃飯吧。

小東你要打電話回家跟媽媽說晚上不回家吃飯喔。

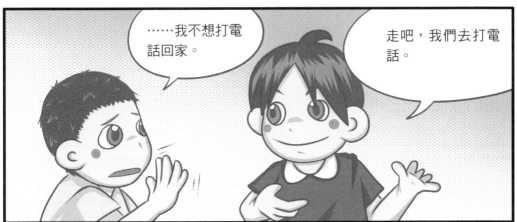

……我不想打電話回家。

走吧，我們去打電話。

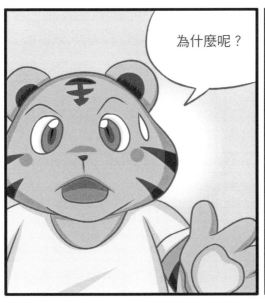

為什麼呢？

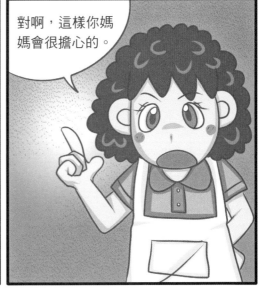

對啊，這樣你媽媽會很擔心的。

人體使用手冊【漫畫版】

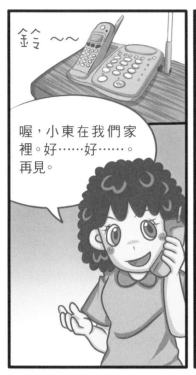

鈴～～

喔，小東在我們家裡。好……好……。再見。

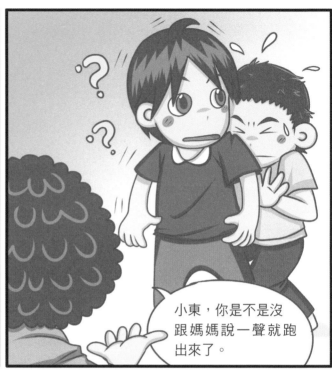

小東，你是不是沒跟媽媽說一聲就跑出來了。

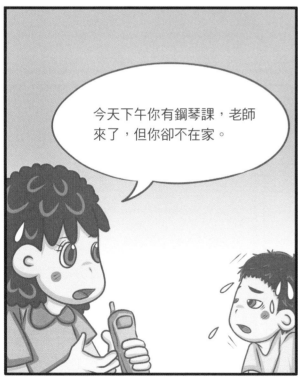

今天下午你有鋼琴課，老師來了，但你卻不在家。

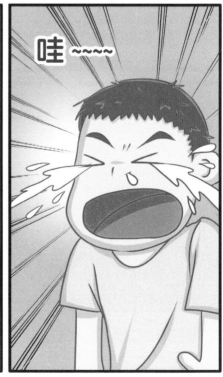

哇～～～～

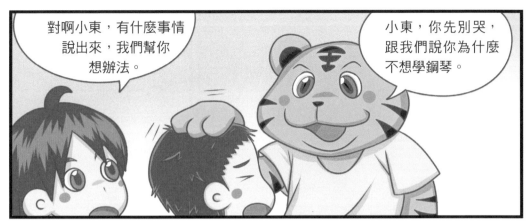

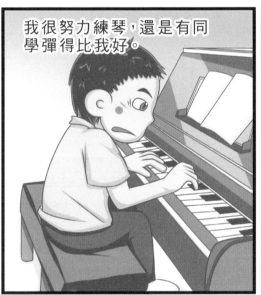

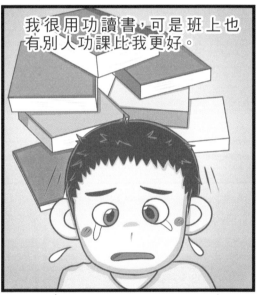

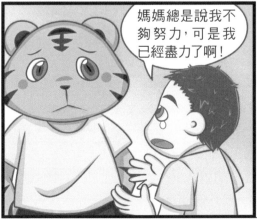

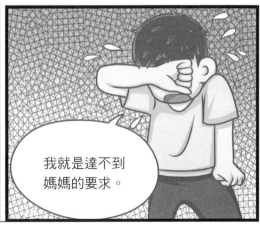

人體 使用手冊【漫畫版】

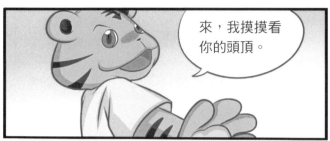

來，我摸摸看你的頭頂。

長期壓力太大，對身體會造成傷害。放輕鬆！

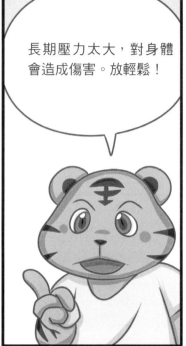

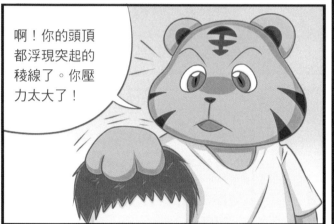

啊！你的頭頂都浮現突起的稜線了。你壓力太大了！

可是我怕媽媽不高興怎麼辦？

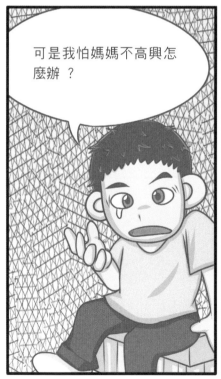

沒關係，等一下你媽媽來，我們大家一起幫你跟她說。

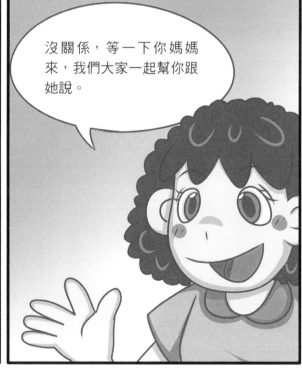

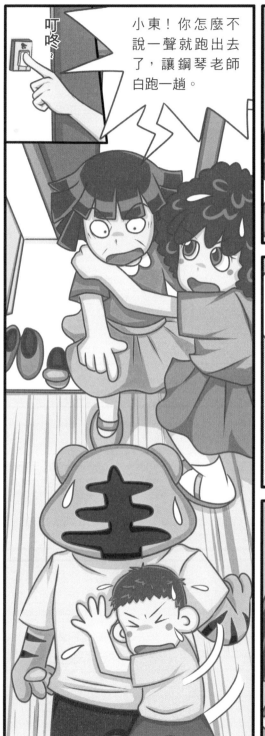

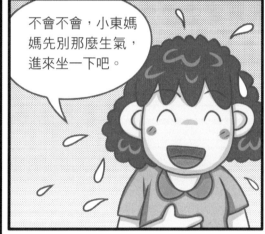

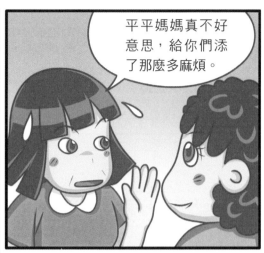

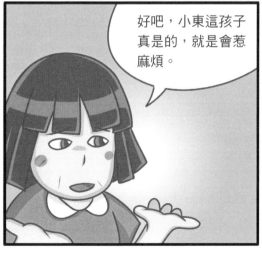

人體 使用手冊【漫畫版】

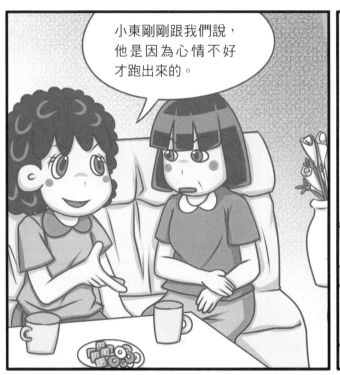

小東剛剛跟我們說，他是因為心情不好才跑出來的。

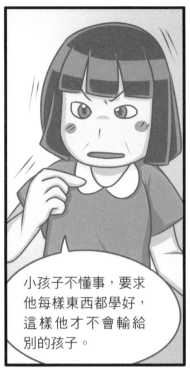

小孩子不懂事，要求他每樣東西都學好，這樣他才不會輸給別的孩子。

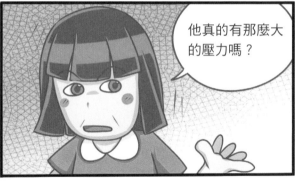

他真的有那麼大的壓力嗎？

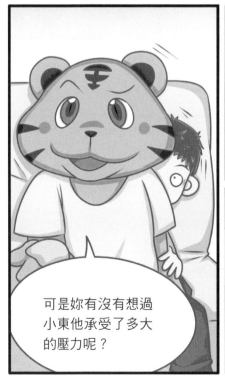

可是妳有沒有想過小東他承受了多大的壓力呢？

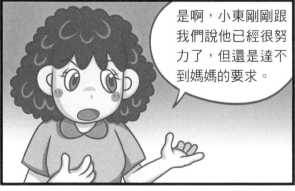

是啊，小東剛剛跟我們說他已經很努力了，但還是達不到媽媽的要求。

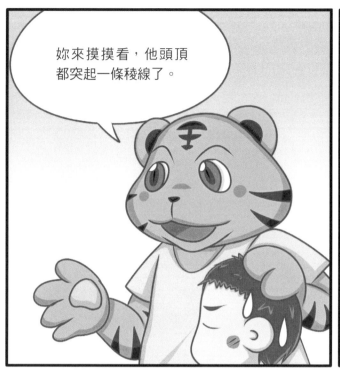

妳來摸摸看，他頭頂都突起一條稜線了。

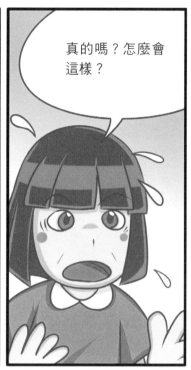

真的嗎？怎麼會這樣？

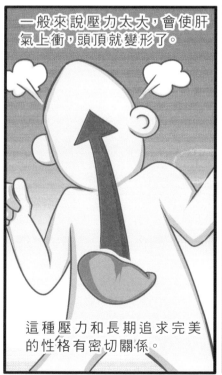

一般來說壓力太大，會使肝氣上衝，頭頂就變形了。

這種壓力和長期追求完美的性格有密切關係。

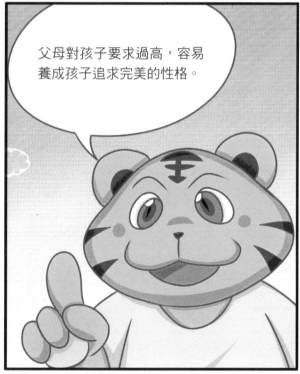

父母對孩子要求過高，容易養成孩子追求完美的性格。

人體使用手冊【漫畫版】

真的！頭上有尖尖的感覺。

有許多慢性病都和追求完美的性格有關，如胃潰瘍、便祕、痛風等。

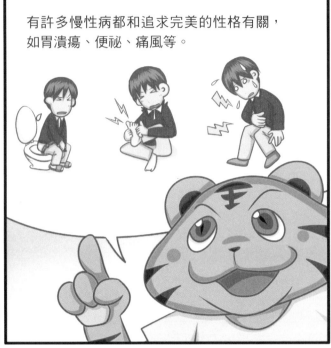

這些病雖然很多是長大後才會出現，但疾病的起因是從小就養成的。

喔……，小東這麼瘦小，說不定就是因為腸胃的問題。

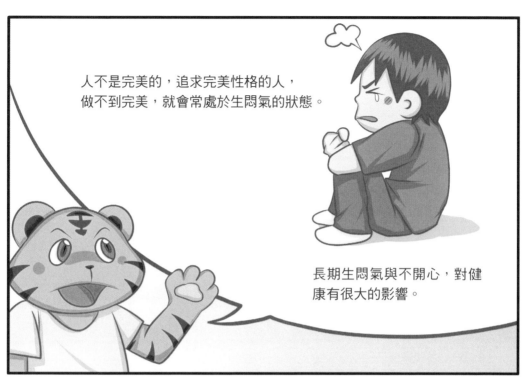

人不是完美的，追求完美性格的人，
做不到完美，就會常處於生悶氣的狀態。

長期生悶氣與不開心，對健
康有很大的影響。

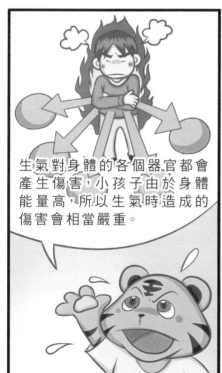

生氣對身體的各個器官都會
產生傷害，小孩子由於身體
能量高，所以生氣時造成的
傷害會相當嚴重。

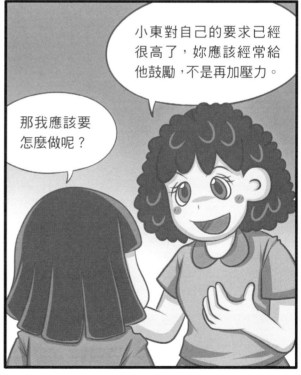

小東對自己的要求已經
很高了，妳應該經常給
他鼓勵，不是再加壓力。

那我應該要
怎麼做呢？

人體 使用手冊【漫畫版】

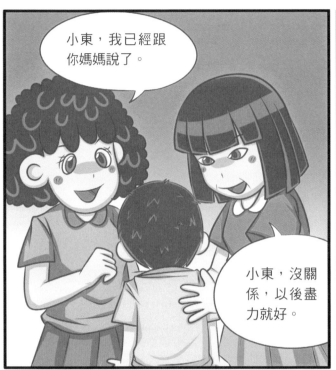

小東，我已經跟你媽媽說了。

小東，沒關係，以後盡力就好。

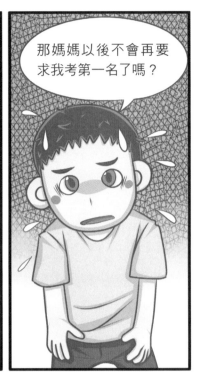

那媽媽以後不會再要求我考第一名了嗎？

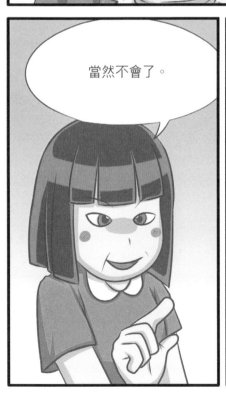

當然不會了。

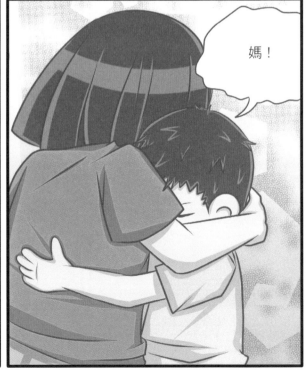

媽！

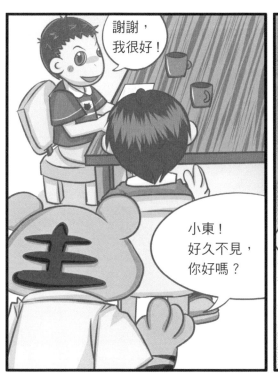

謝謝，我很好！

小東！好久不見，你好嗎？

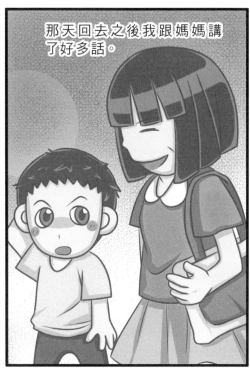

那天回去之後我跟媽媽講了好多話。

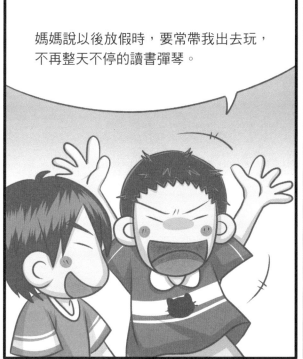

媽媽說以後放假時，要常帶我出去玩，不再整天不停的讀書彈琴。

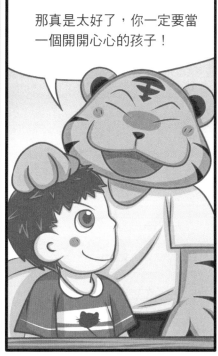

那真是太好了，你一定要當一個開開心心的孩子！

人體 使用手冊【漫畫版】

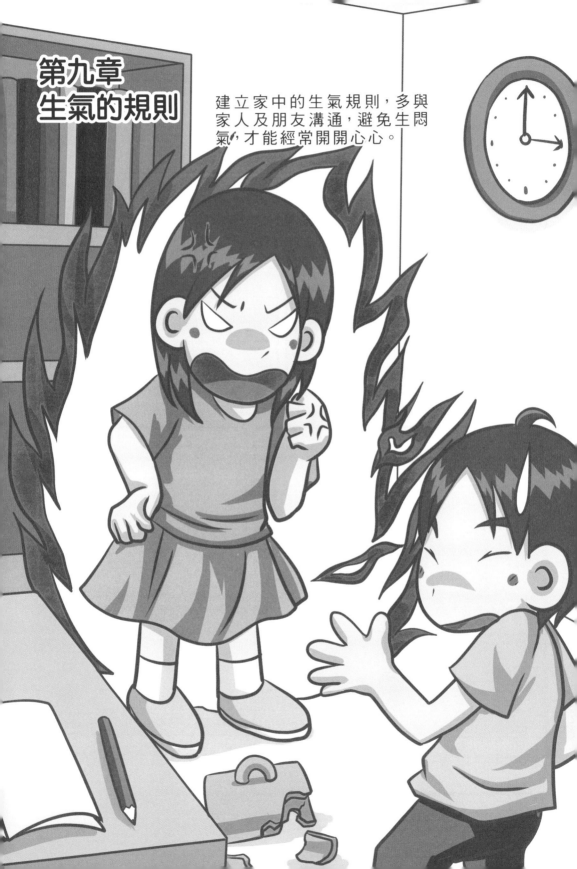

第九章
生氣的規則

建立家中的生氣規則，多與家人及朋友溝通，避免生悶氣，才能經常開開心心。

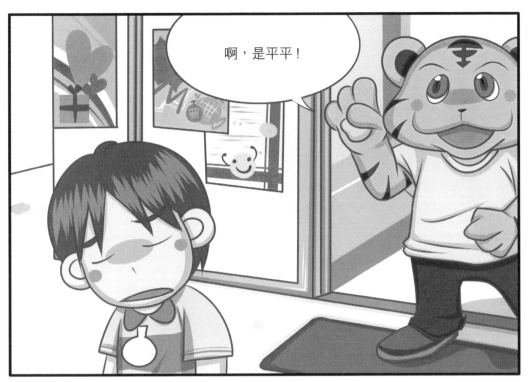

啊，是平平！

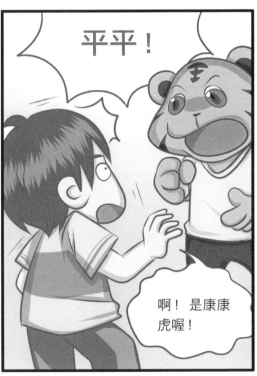

平平！

啊！是康康虎喔！

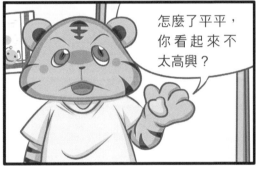

怎麼了平平，你看起來不太高興？

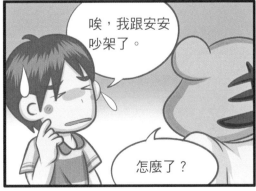

唉，我跟安安吵架了。

怎麼了？

人體 使用手冊【漫畫版】

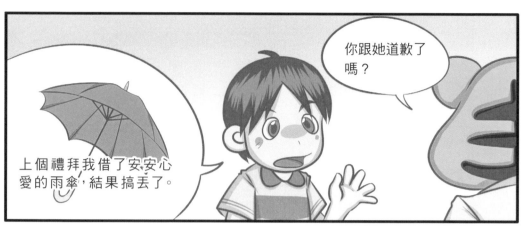

你跟她道歉了嗎？

上個禮拜我借了安安心愛的雨傘，結果搞丟了。

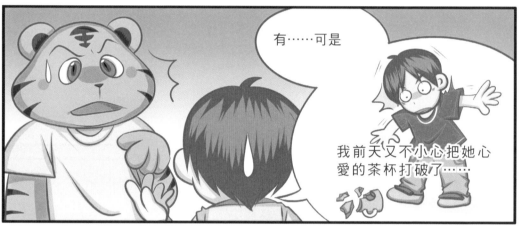

有……可是

我前天又不小心把她心愛的茶杯打破了……

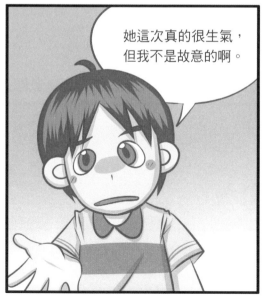

她這次真的很生氣，但我不是故意的啊。

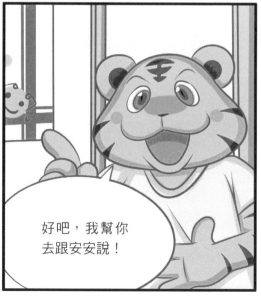

好吧，我幫你去跟安安說！

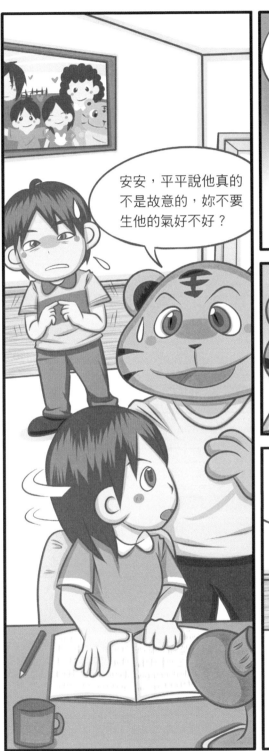

安安，平平說他真的不是故意的，妳不要生他的氣好不好？

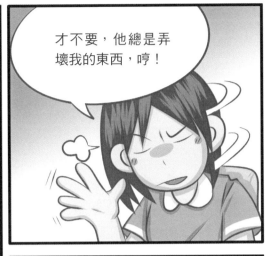

才不要，他總是弄壞我的東西，哼！

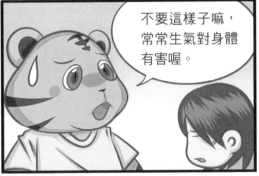

不要這樣子嘛，常常生氣對身體有害喔。

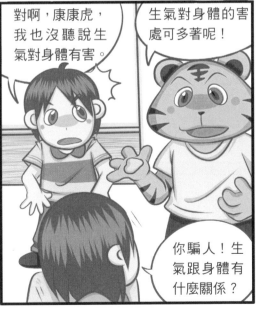

對啊，康康虎，我也沒聽說生氣對身體有害。

生氣對身體的害處可多著呢！

你騙人！生氣跟身體有什麼關係？

人體 使用手冊【漫畫版】

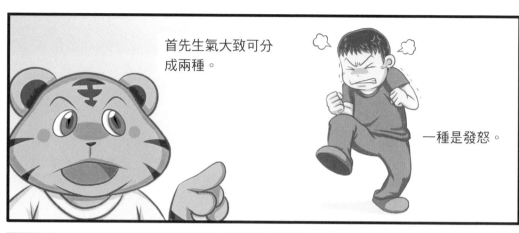

首先生氣大致可分成兩種。

一種是發怒。

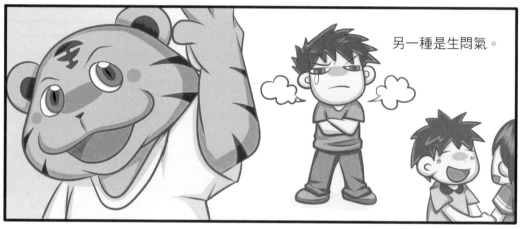

另一種是生悶氣。

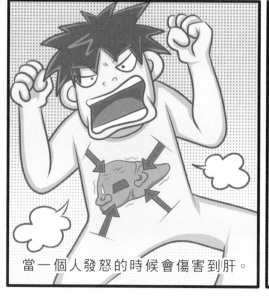

當一個人發怒的時候會傷害到肝。

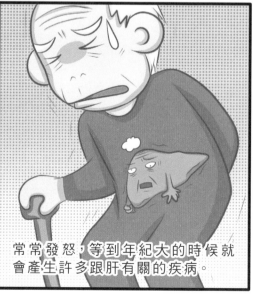

常常發怒，等到年紀大的時候就會產生許多跟肝有關的疾病。

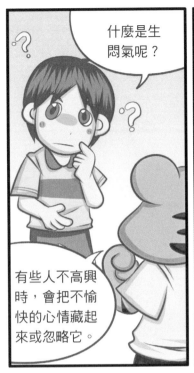

什麼是生悶氣呢？

有些人不高興時，會把不愉快的心情藏起來或忽略它。

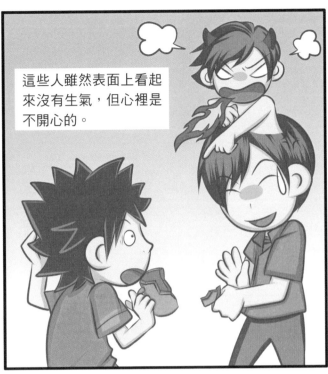

這些人雖然表面上看起來沒有生氣，但心裡是不開心的。

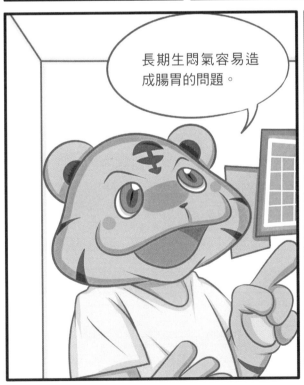

長期生悶氣容易造成腸胃的問題。

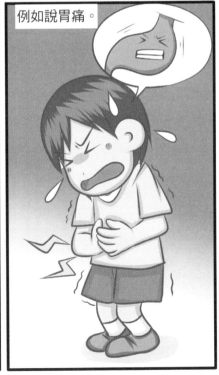

例如說胃痛。

人體 使用手冊【漫畫版】

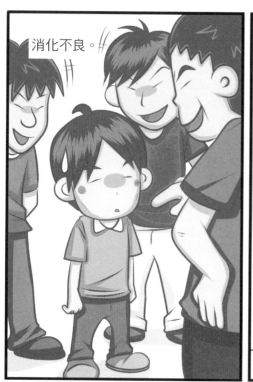

消化不良。

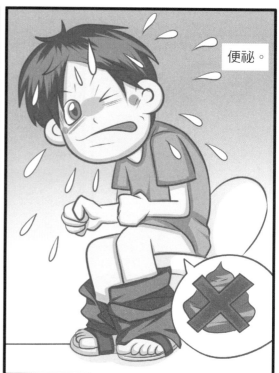

便祕。

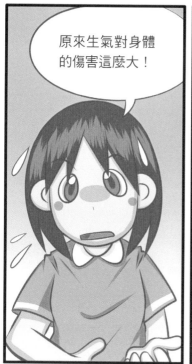

原來生氣對身體的傷害這麼大！

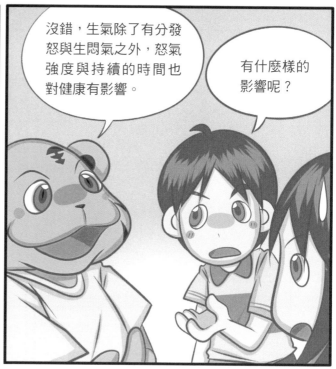

沒錯，生氣除了有分發怒與生悶氣之外，怒氣強度與持續的時間也對健康有影響。

有什麼樣的影響呢？

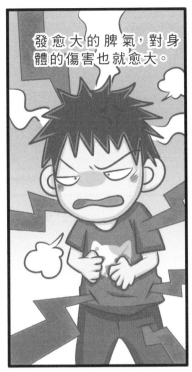

發愈大的脾氣，對身體的傷害也就愈大。

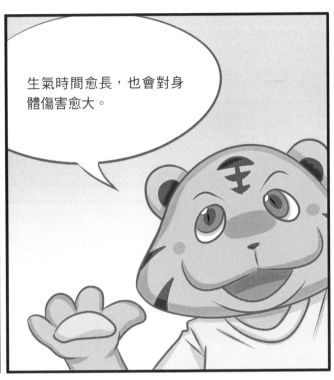

生氣時間愈長，也會對身體傷害愈大。

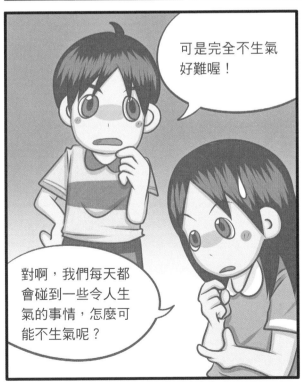

可是完全不生氣好難喔！

對啊，我們每天都會碰到一些令人生氣的事情，怎麼可能不生氣呢？

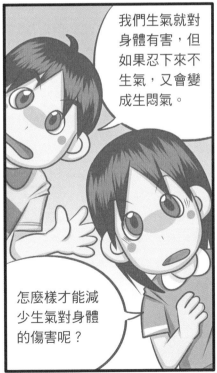

我們生氣就對身體有害，但如果忍下來不生氣，又會變成生悶氣。

怎麼樣才能減少生氣對身體的傷害呢？

人體使用手冊【漫畫版】

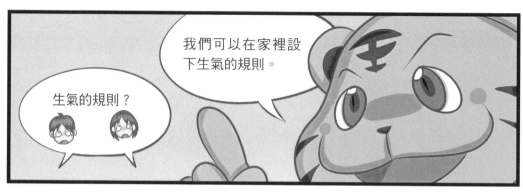

我們可以在家裡設下生氣的規則。

生氣的規則？

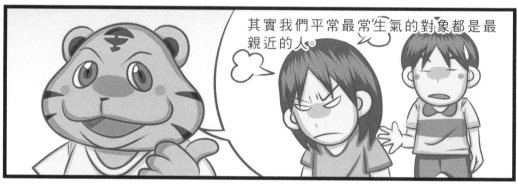

其實我們平常最常生氣的對象都是最親近的人。

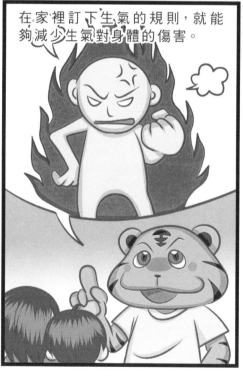

在家裡訂下生氣的規則，就能夠減少生氣對身體的傷害。

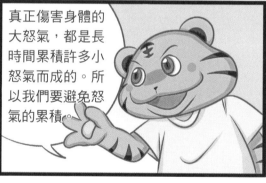

真正傷害身體的大怒氣，都是長時間累積許多小怒氣而成的。所以我們要避免怒氣的累積。

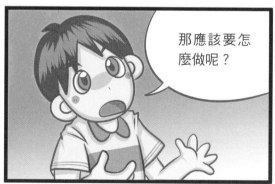

那應該要怎麼做呢？

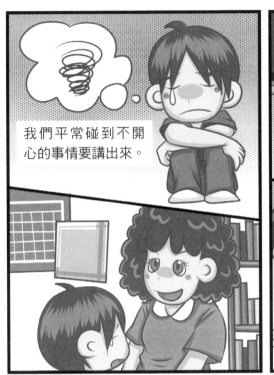

我們平常碰到不開心的事情要講出來。

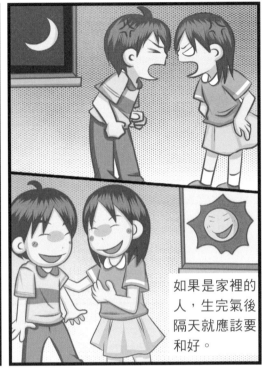

如果是家裡的人，生完氣後隔天就應該要和好。

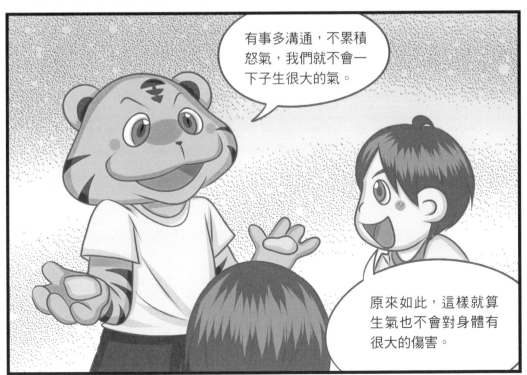

有事多溝通，不累積怒氣，我們就不會一下子生很大的氣。

原來如此，這樣就算生氣也不會對身體有很大的傷害。

人體使用手冊【漫畫版】

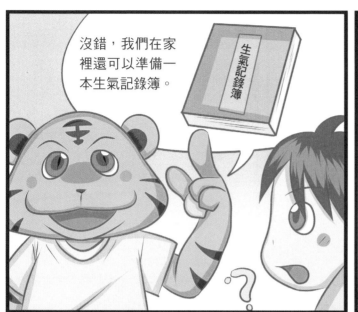

沒錯，我們在家裡還可以準備一本生氣記錄簿。

生氣記錄簿

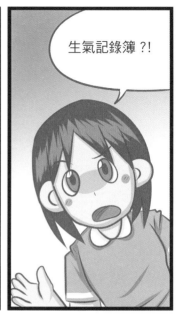

生氣記錄簿?!

生 氣 記 錄 表

日期	生氣的人	生氣對象	生氣原因	持續時間	怒氣大小

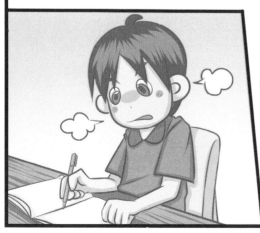

對！當我們生自己家人的氣時，可以把生氣的原因、對象、日期等記錄下來，這樣常常生氣的人就知道自己應該如何改進。

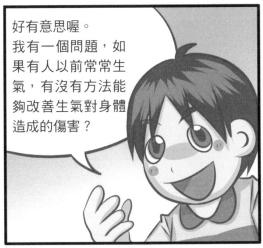

好有意思喔。
我有一個問題,如果有人以前常常生氣,有沒有方法能夠改善生氣對身體造成的傷害?

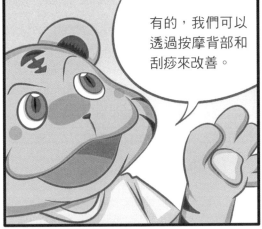

有的,我們可以透過按摩背部和刮痧來改善。

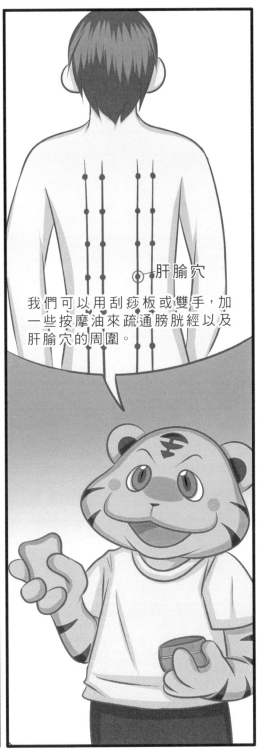

肝腧穴

我們可以用刮痧板或雙手,加一些按摩油來疏通膀胱經以及肝腧穴的周圍。

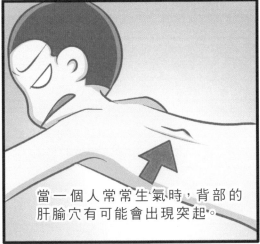

當一個人常常生氣時,背部的肝腧穴有可能會出現突起。

人體 使用手冊【漫畫版】

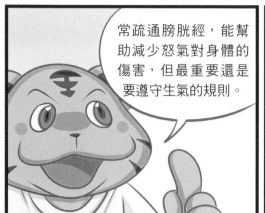

常疏通膀胱經，能幫助減少怒氣對身體的傷害，但最重要還是要遵守生氣的規則。

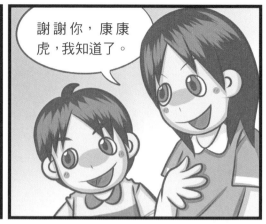

謝謝你，康康虎，我知道了。

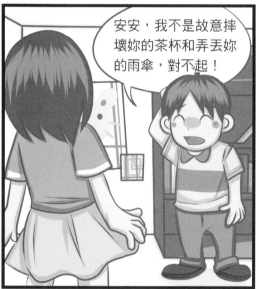

安安，我不是故意摔壞妳的茶杯和弄丟妳的雨傘，對不起！

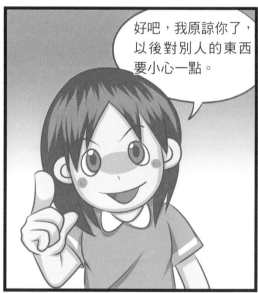

好吧，我原諒你了，以後對別人的東西要小心一點。

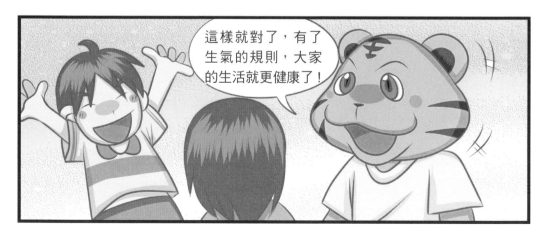

這樣就對了，有了生氣的規則，大家的生活就更健康了！

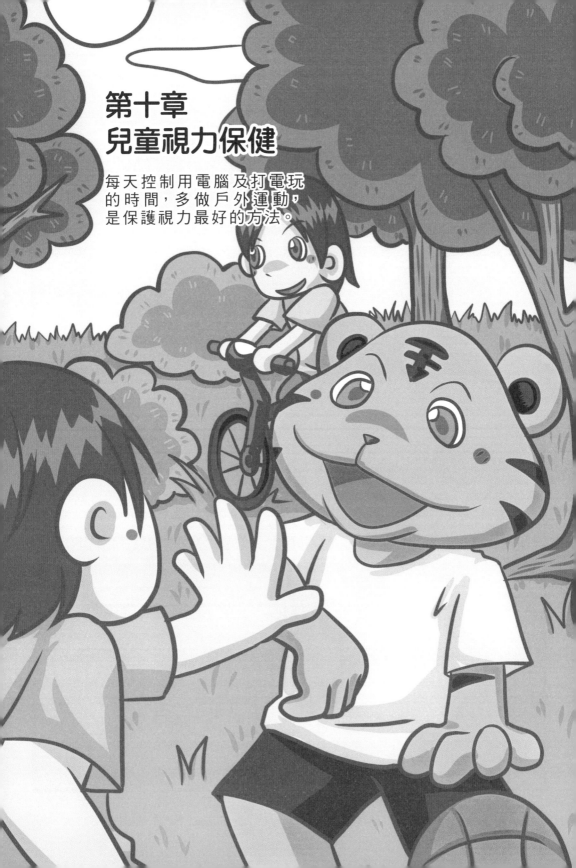

第十章
兒童視力保健

每天控制用電腦及打電玩
的時間，多做戶外運動，
是保護視力最好的方法。

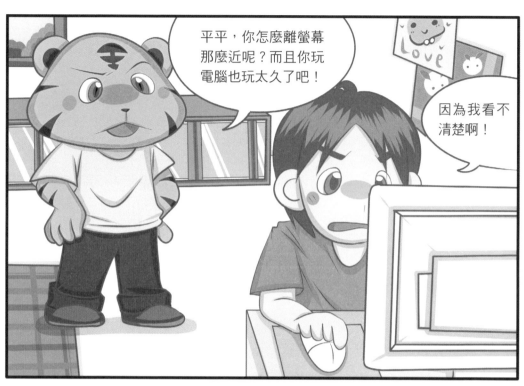

平平,你怎麼離螢幕那麼近呢?而且你玩電腦也玩太久了吧!

因為我看不清楚啊!

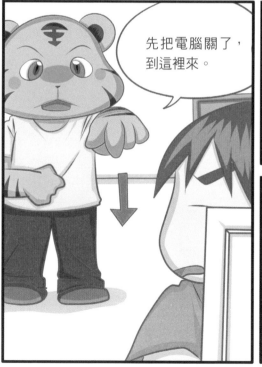

先把電腦關了,到這裡來。

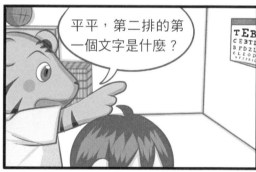

平平,第二排的第一個文字是什麼?

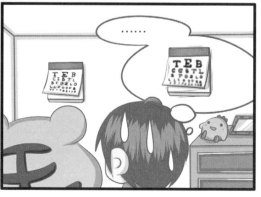

......

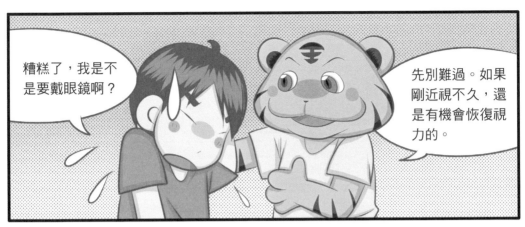

糟糕了，我是不是要戴眼鏡啊？

先別難過。如果剛近視不久，還是有機會恢復視力的。

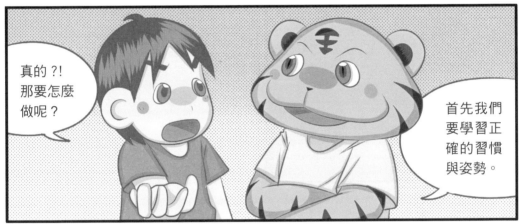

真的?!那要怎麼做呢？

首先我們要學習正確的習慣與姿勢。

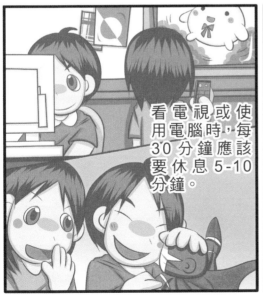

看電視或使用電腦時，每30分鐘應該要休息5-10分鐘。

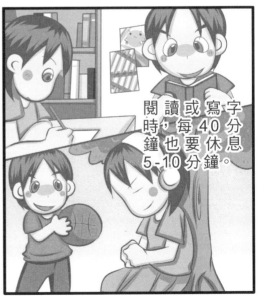

閱讀或寫字時，每40分鐘也要休息5-10分鐘。

人體使用手冊【漫畫版】

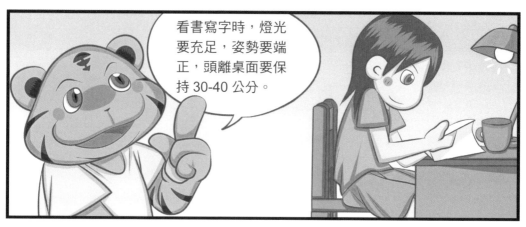

看書寫字時，燈光要充足，姿勢要端正，頭離桌面要保持 30-40 公分。

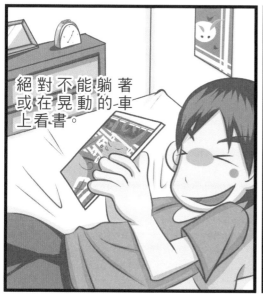

絕對不能躺著或在晃動的車上看書。

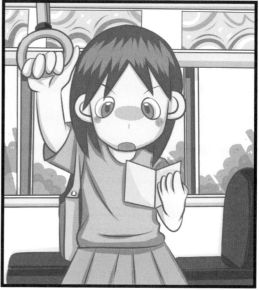

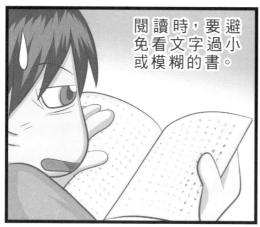

閱讀時，要避免看文字過小或模糊的書。

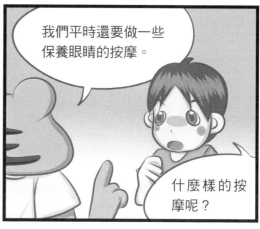

我們平時還要做一些保養眼睛的按摩。

什麼樣的按摩呢？

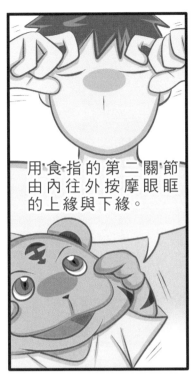

用食指的第二關節由內往外按摩眼眶的上緣與下緣。

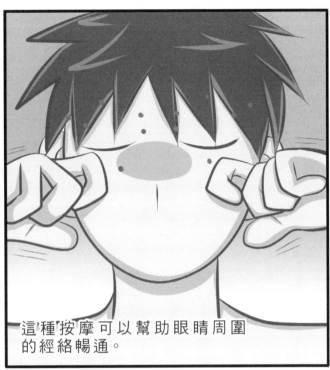

這種按摩可以幫助眼睛周圍的經絡暢通。

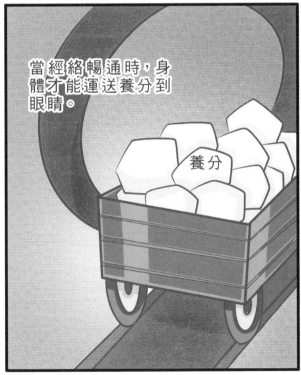

當經絡暢通時，身體才能運送養分到眼睛。

養分

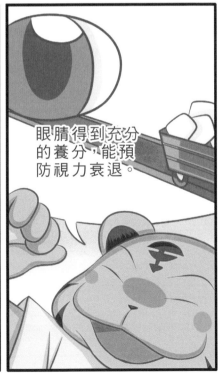

眼睛得到充分的養分，能預防視力衰退。

人體使用手冊【漫畫版】

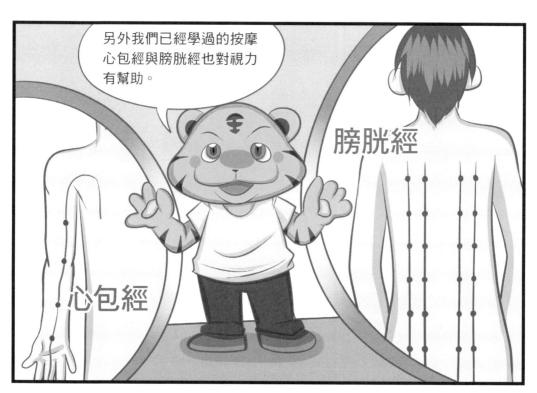

另外我們已經學過的按摩心包經與膀胱經也對視力有幫助。

膀胱經

心包經

膀胱經

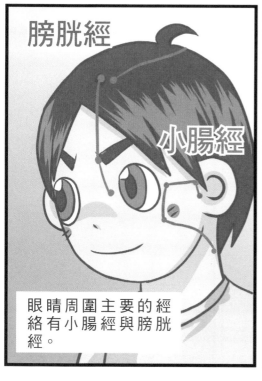

小腸經

眼睛周圍主要的經絡有小腸經與膀胱經。

而小腸經與心經有密切的關係,按摩心包經可以改善心經的狀態,小腸經自然也跟著改善了。

小腸經　　　心經

還有一些運動能夠活絡經絡。

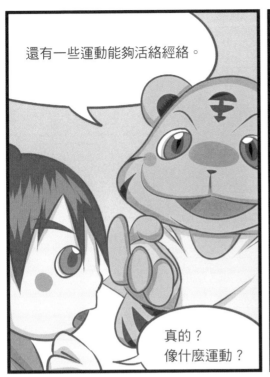

真的？
像什麼運動？

例如溜冰。當
我們在溜冰的
時候會擺動雙
手，扭動身體，
促使經絡通暢。

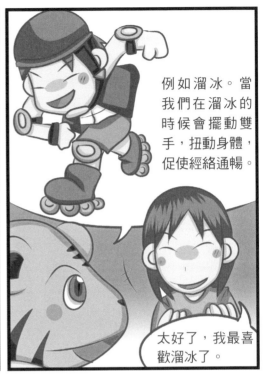

太好了，我最喜
歡溜冰了。

還有游泳、踢足球、騎
自行車都是很好的疏通
經絡運動喔！

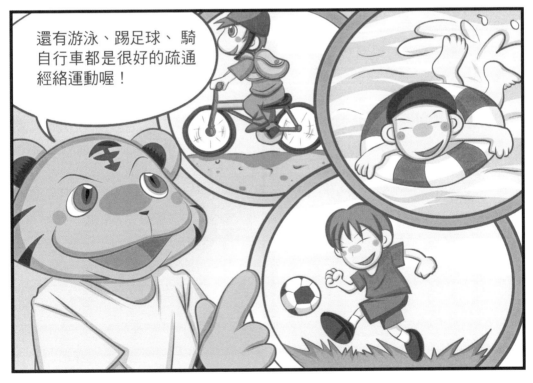

人體使用手冊【漫畫版】

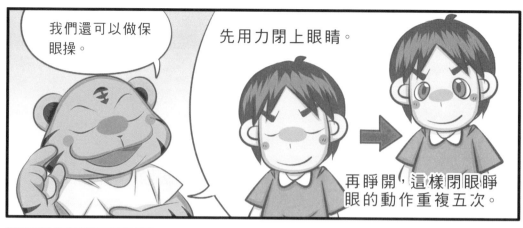

我們還可以做保眼操。

先用力閉上眼睛。

再睜開，這樣閉眼睜眼的動作重複五次。

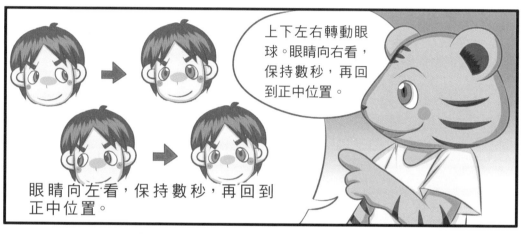

上下左右轉動眼球。眼睛向右看，保持數秒，再回到正中位置。

眼睛向左看，保持數秒，再回到正中位置。

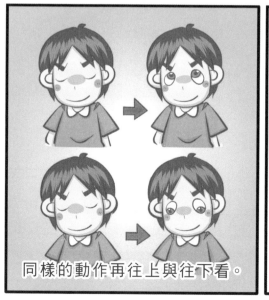

同樣的動作再往上與往下看。

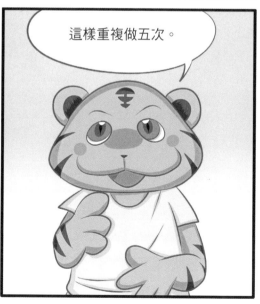

這樣重複做五次。

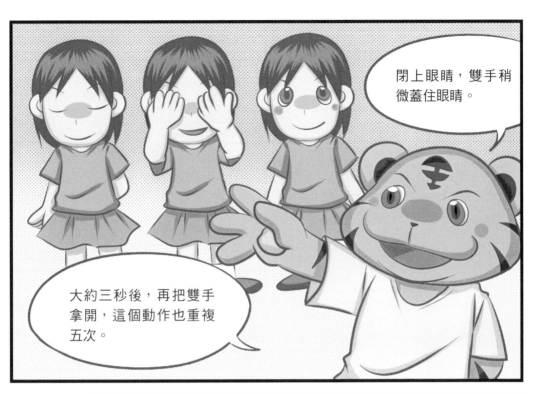

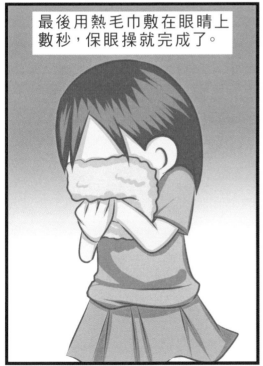

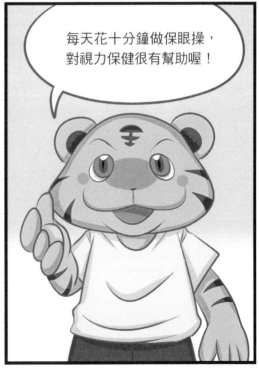

人體使用手冊【漫畫版】

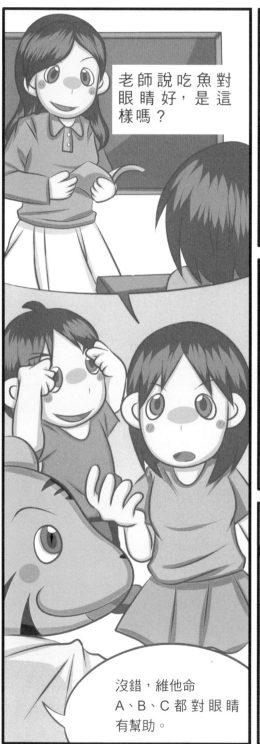

老師說吃魚對眼睛好，是這樣嗎？

沒錯，維他命A、B、C都對眼睛有幫助。

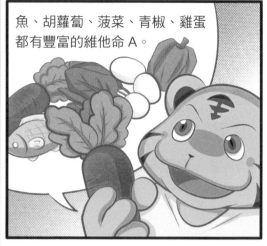

魚、胡蘿蔔、菠菜、青椒、雞蛋都有豐富的維他命A。

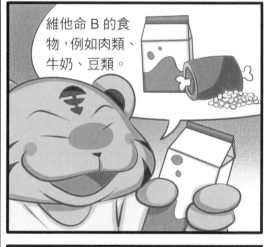

維他命B的食物，例如肉類、牛奶、豆類。

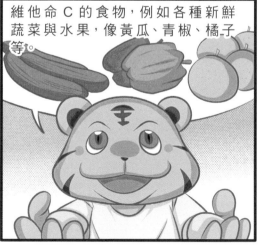

維他命C的食物，例如各種新鮮蔬菜與水果，像黃瓜、青椒、橘子等。

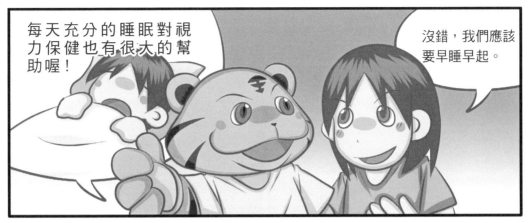

每天充分的睡眠對視力保健也有很大的幫助喔！

沒錯，我們應該要早睡早起。

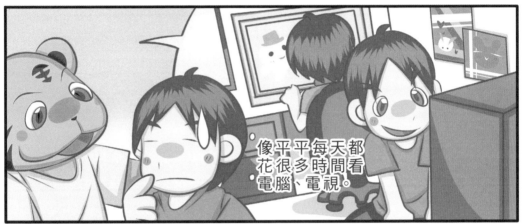

像平平每天都花很多時間看電腦、電視。

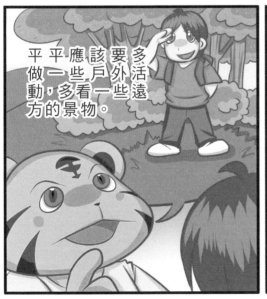

平平應該要多做一些戶外活動，多看一些遠方的景物。

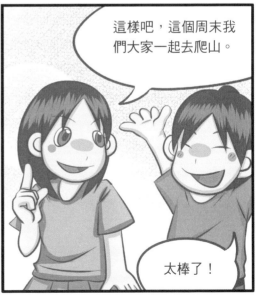

這樣吧，這個周末我們大家一起去爬山。

太棒了！

人體使用手冊【漫畫版】

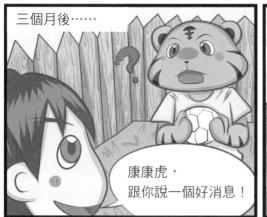

三個月後……

康康虎，
跟你說一個好消息！

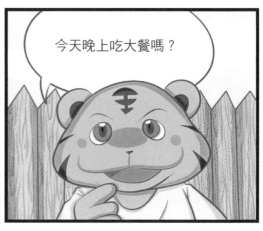

今天晚上吃大餐嗎？

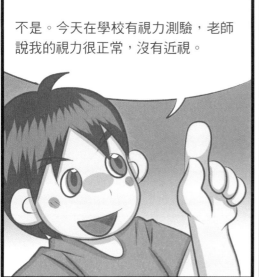

不是。今天在學校有視力測驗，老師說我的視力很正常，沒有近視。

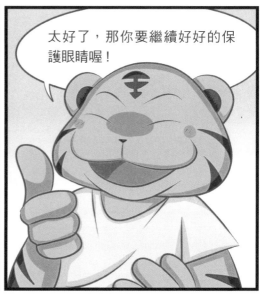

太好了，那你要繼續好好的保護眼睛喔！

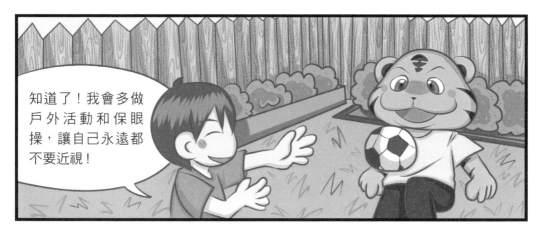

知道了！我會多做戶外活動和保眼操，讓自己永遠都不要近視！

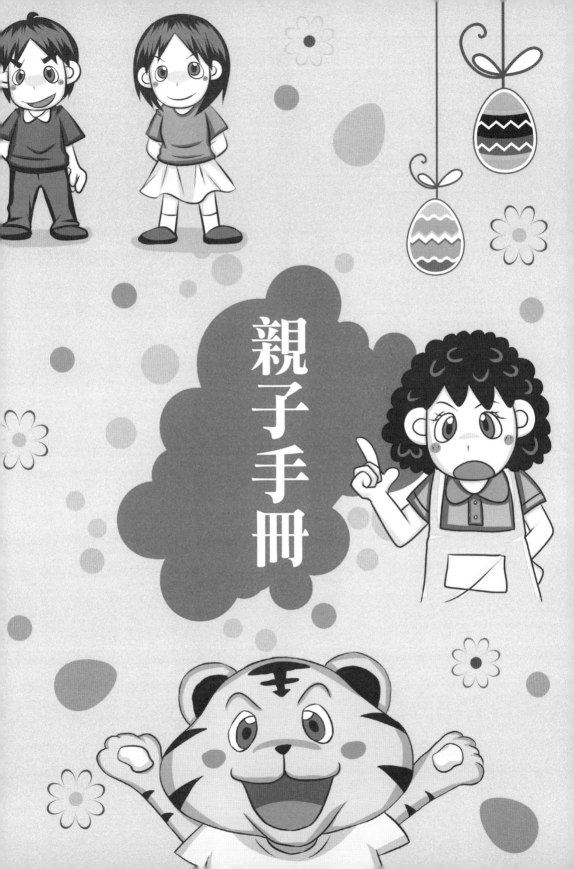

親子手冊

[目 錄]

早睡早起身體好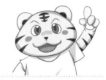

　　「早睡早起身體好」這句話是人人都知道的健康之道，可是現代做到的人卻愈來愈少，主要是不知道不早睡早起，身體會有什麼問題，在知道長期晚睡會發生什麼問題之後，大概就會早睡了。

睡眠是維持健康重要環節

　　當人們睜開眼睛醒著的時候，大腦的思考及四肢的活動占用了身體大多數的氣血能量，這時人體的自癒系統能夠分配到的能量很少，只能做一些不得不做的工作。例如身體某個部位出血，這種情形必須立即修復，否則會危及生命。其他可以暫時擱置的損傷，或日常更新汰舊細胞之類的定期保養，在人體醒著時是無法進行的。都必須在人體進入深度睡眠之後，把大腦及四肢運動所占用的氣血能量釋放出來，才能做這些工作。

　　人體進入深度睡眠時，不但要從事組織修復的工作，還要把吃進去的食物，轉變成血液，進行造血的工作。睡眠可以說是維持一個人健康最重要的一環。如果有充足且正常的睡眠，身體的自癒系統可以修復人體大多數的問題；沒有良好的睡眠，不但身體的損傷無法修復，造血系統也無法正常運行，人體整體的氣血能量必定快速下降，許多慢性病就會慢慢滋生，健康迅速惡化。

一眠大一寸是有道理的

　　睡眠不但對成年人非常重要，對兒童的重要性更高。

兒童在睡眠時，身體除了同樣要擔負造血和組織修復的工作之外，還要進行身體的成長發育。有句閩南語俗諺：「哦哦睏，一眠大一寸；哦哦惜，一眠大一尺。」意思是：「好好睡，一晚大一寸；好好疼惜，一晚大一尺。」這句話一點都沒錯，睡眠對於兒童的成長發育，有著極為密切的關係，良好的睡眠是兒童最重要的成長要素。

　　正常情況下兒童應該沒有睡眠障礙的問題，現代孩子睡眠出問題，大多數是受到家庭影響所形成的，最常見的就是太晚睡。現代家庭中電視、電腦和網路盛行，睡眠時間愈來愈晚，加上雙薪家庭的父母下班時間本來就很晚，孩子跟著也愈來愈晚睡。

◑ 晚睡可能造成孩子過動

　　晚睡除了會影響孩子的成長，還可能造成孩子的過動。一個住在加拿大的朋友，他有一個過動的孩子，他的醫生要求他和太太嚴格注意孩子的睡眠，每天都必須在九點以前上床睡覺；同時醫生也通知老師，如果孩子在學校特別好動，可能是前一晚沒有在九點前上床睡覺。這種過動的孩子，一不小心就會在學校闖禍，這是孩子父母的責任。因此，只要孩子在學校闖了禍，老師就會找家長討論。＊在加拿大，醫生、學校及家庭的關係比較密切。

　　從這個例子可以明白，即使是西醫，也認為孩子的晚睡和過動之間有密切關係。孩子偶爾晚睡，身體會呈現肝陽上亢的現象，這時孩子的情緒會比較亢奮，眼部下方的臉頰會比較紅，頭頂也比較熱，有些還會耳朵發紅。

　　如果連續很多天晚睡，身體就會呈現心火較盛的現象。這時孩子的舌尖呈鮮紅色，是典型心火過盛的症狀。孩子表面上似乎精力

旺盛，實際上已經有點過動傾向了。隨著晚睡的日子拉長，過動的
情形也會愈來愈嚴重。

⬭ 早睡的孩子讀書效率高

　　早睡的孩子氣血較高，大腦運行暢快，記憶力也好，讀書時事
半功倍。相反的，晚睡的孩子氣血不足，大腦供血和供氧都不夠，
注意力不集中，記憶力自然不好，讀書效率事倍功半。

　　不同的睡眠時間，對身體有不同的作用。上半夜的睡眠，身體
造血效率最好；下半夜的睡眠，身體會做重要器官的維修；白天的
睡眠則只有補腎氣和恢復體力的作用。早睡的目的主要在提高身體
造血的效率。身體有充足的血液，才能順利成長。

　　下圖是不同年齡兒童應有的睡眠時間，愈小的兒童需要愈多的時
間。從這張圖中可以看出，小學生的理想睡眠最好每天九小時以上。

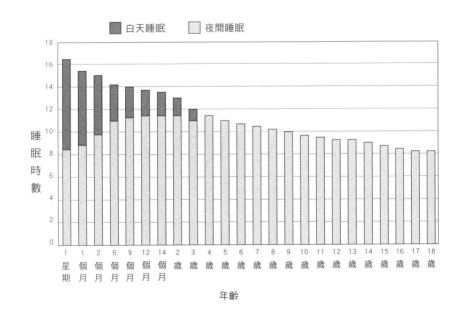

人體 使用手冊【漫畫版】

細嚼慢嚥

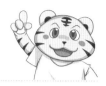

　　電視上常有大胃王的比賽，在一定時間裡吃得最多的人得勝，這是最糟不過的比賽了。很容易誤導孩子的飲食習慣。吃得快、狼吞虎嚥是非常不健康的飲食習慣。那些在比賽中得獎的人也許目前還不是大胖子，但在不久的將來應該逃不過疾病或肥胖的命運。

吃太快變胖有根據

　　在我認識的胖子中，「吃飯速度快」幾乎是每一個胖子共同的毛病。但是在「肥胖是吸收太多熱量」的肥胖理論下，「吃飯速度」從來沒有被認定和肥胖有關，當然也就不是減肥的處方之一。

　　現代人生活步調愈來愈快，吃飯速度也跟著愈來愈快。大多數的食物都沒嚼幾口就進了肚子，「囫圇吞棗」成了典型現代人的飲食習慣。雖然「細嚼慢嚥」就像「早睡早起」，都是從小就被教導的知識，但是也像「早睡早起」一樣，長期為大家所忽視。

　　食物在口腔內咀嚼時，身體會分泌適量的唾液，嚼碎的食物和唾液混合之後進入胃部，經胃酸溶解，通過十二指腸，再送入小腸，經由膽汁和各種消化酶的分解，部分食物呈電解性的液體狀態，部分仍是固體狀態。其中液體的部分才能滲透小腸絨毛被小腸吸收，固體部分則流向大腸，進一步把剩下的液體吸收乾淨，固體的殘渣就成了大便排出體外。

　　在整個過程中可以發現，**食物只有轉化成液體才有機會被人體吸收，固體食物是不容易被身體吸收的。**

我們所吃的食物大多數是固體，因此才需要咀嚼，將之磨碎。將食物嚼得愈碎，到小腸時被消化液分解成液態的比例愈高。另外，身體分泌的消化酶充分與否，也決定了食物被吸收的比例。

多咀嚼可促進膽汁分泌

膽經是一條由頭到腳的經絡，在身軀的部分是由上而下垂直分布，但是在頭部的分布卻很特別。右圖是膽經在頭兩側的分布，在耳後的部分是膽經，臉頰的部分是膽經別（經絡的分支）。

當咀嚼食物時，整個頭部兩側的膽經和膽經別不斷的受到牽動，這時膽汁就開始分泌。因此，**咀嚼不只有**

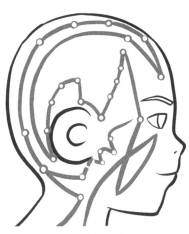

■ 膽經在頭部的分布圖

將食物咬碎的功能，還是啟動身體分泌膽汁的開關。有了充分的膽汁，身體才能將食物分解，進而吸收。 從膽經存在的形態，進一步可以瞭解人體設計上考慮之周詳與縝密。

老一輩的人不准孩子吃飯時在米飯中加湯水，以及醫學上認為稀飯並不如乾飯容易消化，其中關鍵就在於吃米飯泡湯和稀飯都不會有太多咀嚼，使膽汁的分泌跟著減少。

細嚼慢嚥提高食物吸收比例

多咀嚼能促進膽汁分泌，吃稀飯時常配些蘿蔔乾、花生米，雖然都是需要費勁咀嚼的食物，蘿蔔乾又沒有太多營養，但是這些配菜能促使我們多咀嚼，使身體分泌較多的膽汁，從其他食物中吸收更多的營養。

食物的吸收比例是一個大多數人從來沒有考慮過的問題，總以為吃進肚子裡的食物都被身體吸收了。真實的狀況是，吃進去的食物只有一部分被吸收，另外有很大比例的食物變成了大便。**食物被吸收的比例會隨著咀嚼的多少和吃飯的速度而改變**。咀嚼愈多，消化酶分泌愈充分，食物到達小腸時成為液態的比例就愈大，被吸收的比例也愈高。

細嚼慢嚥和囫圇吞式的吃飯習慣，其食物的吸收比例有可能相差數倍之多。大多數沒有經過充分咀嚼的食物，根本不會增加身體的能量，只是徒然增加身體消化系統的負擔，並且增加大腸中的宿便而已。

此外，囫圇吞式的吃飯習慣，腸胃中經常都積存了大量的食物殘渣，使得腸胃長期處於過度負荷的狀態，身體整體的能量也由於在腸胃中消耗過度，使其他器官被分配到的能量因而減少。

⟳ 改變吃飯速度讓孩子開始吃蔬菜

人體需要的營養是那些被吸收的食物，因此如果食物的吸收比例愈高，吃進去的食物量就能減少。那些飯量愈來愈大的人，大部分吃飯習慣都是囫圇吞式，大多數的食物只是到身體裡空跑一遭而已。身體一直無法吸收到充足的營養，只好不斷的提高食欲，增大食量。

喜歡吃肉的人，通常也是囫圇吞棗一族，由於咀嚼不夠，身體吸收不到足夠的養分，於是就愈來愈喜歡高能量的食物。如果改變吃飯速度，一段時間之後對於肉類食物的喜愛也會跟著降低。孩子不喜歡吃蔬菜時，一味的要求孩子吃蔬菜，效果事倍功半；不如要求孩子細嚼慢嚥，之後他自然就會開始吃蔬菜。

◯ 肥胖是排不出的垃圾

在肥胖理論裡，中西醫的基本概念是完全相反的。西醫認為肥胖是身體能量過剩所造成的，那些肥肉是多餘熱量堆積而成。也就是肥胖的人吸收很好，吃了食物就長出肉來。實際上真正被吸收的食物，會在體內被轉化成身體所需要的血液或體液，充實在血管和各個主要的器官，而這些能量物質會增加身體的重量，並不會使皮下的脂肪增大。

從中醫的觀點，造成身體肥胖的皮下脂肪，稱為「痰濕」，是身體各個部位的細胞所排出來的垃圾，由於身體沒有足夠的能量將之從血液中運輸到膀胱排出體外，垃圾長期堆積而形成，不是身體的能量儲存產生的。因此，身體吸收能量不足，是造成肥胖的許多原因之一。減肥不應該降低身體能量，反而要提升身體的吸收能力，增加身體的能量。

	狼吞虎嚥	細嚼慢嚥
食量	1000 公克	1000 X 50%＝500 公克
身體吸收的養分	1000 X 30%＝300 公克	500 X 60%＝300 公克
大腸處理的垃圾	1000－300＝700 公克	500－300＝200 公克
大腸的負擔比	1	0.286

用一組假設性的數字來說明細嚼慢嚥對腸胃負擔的影響。假設本來囫圇吞棗式的吃飯習慣，身體對食物的吸收率為30%，此時有70%的食物進入大腸，最終成為大便。以一天吃1000公克食物來計算，每天身體吸收了300公克的食物轉化成身體有用的能量，胃和小腸的食物處理量為1000公克，大腸的食物處理量為700公克。

人體使用手冊【漫畫版】

但是，如果細嚼慢嚥能使食物被吸收比例提高到60%，此時應可將食量減少至原有的50%，身體所吸收的營養同樣是300公克的食物，胃和小腸的食物處理量為500公克（原有的50%），大腸的食物處理量則為200公克（原來的28.6%）。

食物的高吸收比例使身體吸收了充分的營養，食欲自然降低，不再需要那麼大的飯量。由於飯量減少，加上大多數食物被小腸所吸收，食物的殘渣大量減少，包含腸胃在內的整個消化系統負荷大幅減輕，不但新增的宿便減少，身體也開始有多餘的能量清理長期積存在腸胃中的垃圾。

囫圇吞棗式的飲食習慣，加上從不中斷的每日三餐過量飲食，人體的消化系統長期處於過度負荷的狀態，使得腸胃的問題愈來愈嚴重，垃圾堆積愈來愈多。身體無力處理腸胃的問題，腸胃中的細菌更容易孳生，負責清理細菌的脾臟負擔也愈來愈重。

中醫認為脾主運化，當脾臟的能力愈來愈虛時，身體的垃圾就愈來愈沒有能力運走，而在全身慢慢的堆了起來，外表自然就愈來愈胖了。

「細嚼慢嚥」是追求健康和減肥最重要的手段之一，這種減肥手段不需要忍受任何飢餓，是最自然和健康的方法。

◑ 教孩子細嚼慢嚥要注意停看聽

首先要注意任何情況下都**不應該催孩子吃快點**，特別是不要在餐桌上比賽誰吃得快。這種行為很容易誘導孩子建立「吃得快是正確的」的錯誤概念。

有時孩子不想吃或吃不下飯，這時候**不應該直接逼迫孩子吃**，而要透過細心觀察和詢問，找出孩子不吃或吃不下飯的原因。

通常孩子吃不下飯可能的原因有幾種：一、平時有吃零食的習慣，到了正餐時間沒有飢餓感，自然吃不下；二、身體的消化能力不好，腸子裡充塞著氣體，根本沒有飢餓的感覺。

脹氣的腹部很硬，壓下去像個氣球，這種情形通常是身上寒氣較重，膽的經絡不通暢，或吃得太快，咀嚼不足，使得膽汁分泌不足，造成食物不易被消化吸收。

每天幫孩子按摩膽經，可以疏通膽經，提升膽功能。再要求孩子吃東西時注意細嚼慢嚥，咀嚼能夠讓膽經得到充分的刺激，分泌膽汁，使身體的吸收能力恢復正常，腹脹消失，飢餓感恢復，孩子自然會正常的吃飯。

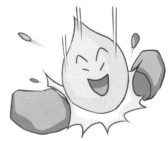

■ 膽汁可以幫忙分解食物顆粒

推膽經解決了孩子的吃飯問題

曾經有一個母親寫信給我，她的孩子吃飯問題本來是她最頭疼的，每天拿著碗追著孩子餵飯，一餐飯餵下來，筋疲力盡，苦不堪言。看過我的書後，猜想可能孩子的膽經有問題，於是她試著每天幫孩子按摩膽經。在按摩兩天之後，奇跡發生了，孩子開始會感覺餓，反過來追著媽媽要東西吃。從此她把幫孩子推大腿外側的膽經排進每天必要的工作表中，再也沒有為孩子吃飯問題煩惱。

大人的膽經可以用敲的，但是孩子可以改用推的，因為孩子的皮肉比較薄，不需要很用力。只要讓孩子趴在大人的腿上，用拇指下手掌的邊緣，在孩子的大腿外側推，每天左右腿各推二十次就可

以了。用的力度不需要太大，以不讓孩子出現痛感為原則。孩子如果覺得痛，有些會誤以為受到了懲罰，因而對按摩膽經產生恐懼和排斥的心理，以後就不讓推。對於比較小的孩子，可以在幫他洗澡時順便在膽經多推幾次就行。

⟳ 父母是孩子的學習榜樣

1.吃飯不能太大口，每一口飯至少嚼三十次。

2.一口飯沒有吞下去之前，不吃下一口飯。

3.有些食物嚼不碎，就吐出來，寧可不吞下去。

細嚼慢嚥的吃飯方法很重要。孩子不會學習你所說的，而會學習你所做出來的行為。這部分一定要大人以身作則，自己先做到，才能教好孩子。這是教孩子最重要的原則。

吃飯時，要提醒孩子將所有食物都嚼碎才吞下去。嚼不碎的食物，身體是無法吸收的，吞下去只是徒增身體的負擔而已，比吐掉食物更浪費。

此外，吃飯的環境非常重要，盡量營造輕鬆、優閒、愉快的氣氛，切忌在飯桌上教訓孩子。大人之間也要避免在餐桌上談論不愉快的事。

公筷母匙

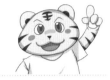

　　根據一份登載在《基因組研究》的研究報告，一個成人口腔裡的細菌平均有600多種，就像每一個人的指紋一樣，人人不同。每一滴口水裡就有幾百萬株細菌，其中有些是有益的細菌，可以幫助食物的消化；有些是有害的細菌，會傳播疾病。

🔘 唾液是傳遞細菌直接管道

　　這些細菌是成人在成長過程中逐漸增加的結果。每當有新的有害細菌侵入身體，身體初期受到傷害之後，就會發展出與之抗衡的機制產生抗體，而適應其存在的事實，使這些細菌對身體的危害受到控制。

　　然而初到這個世界的兒童，口腔中並沒有那麼多種類的細菌，如果直接接觸成人的唾液，突然受到大量細菌的侵入，身體沒有能力同時發展那麼大量的抗衡機制，就很容易造成身體的傷害。

🔘 脾虛的孩子長得矮矮胖胖

　　父母和天天生活在一起的家人，是兒童最常接觸的成年人，也是兒童感染唾液細菌最主要的來源。從中醫的觀點，身體遭受大量細菌侵入時，很容易出現脾虛的症狀。脾虛的兒童比較容易顯現出肥胖、流口水、扁平足、下唇肥厚等症狀。

　　有害的細菌會在兒童的腸胃裡大量繁殖，脾臟是身體負責對抗細菌的器官，如果身上存在過多的細菌，脾臟系統消耗過多的能量

對付細菌，就可能形成脾虛的體質。由於脾臟系統除了負責對抗外來的細菌之外，還負責把細胞用過的廢水運送到排泄系統的任務，當脾臟系統耗費大量能量進行細菌的對抗時，就沒有足夠的能量完成運送任務，身體各部位的垃圾就開始堆積了。因此，脾虛的孩子很容易長成矮矮胖胖的體型。

透過望診看脾虛的表象

在嘴唇下方有條筋，控制著下唇，脾虛會使這條筋變緊，因而拉動下唇，使下唇呈現肥厚。望診中，黃種人下唇肥厚者多數為脾虛的表象，不同膚色種族的厚薄標準不一。而且脾虛會使肌肉較為無力，即中醫所謂的「脾不束肌」，當意識上沒有特別注意控制口腔時，就很容易流口水。

此外，脾虛會使拉動腳弓的筋變鬆，使腳弓下垂形成扁平足，影響長大後的運動能力。年幼時，有機會透過阻止唾液細菌的入侵而逐漸改善扁平足，長大之後就不易改善了。脾虛還容易形成心包積液過多，使孩子活動力降低，變得愈來愈胖。

⟳ 中西方飲食習慣大不同

西方人的飲食習慣，每一個人有一個獨立的盤子，食物先夾到盤子中，再用個人的刀叉進食。這種飲食方式，同桌的人不會有唾液交換的機會，是比較安全的衛生飲食習慣。

華人的飲食習慣，每一個人只有一個碗和一雙筷子，大家用筷子在大盤子裡夾菜。當筷子接觸嘴巴時，口腔中的細菌會附著在筷子上，接著再用筷子夾菜，就把口腔中的細菌傳到大盤子裡的菜餚

上，其他人再夾菜時就把細菌吃進口腔裡了。這樣的飲食習慣，可以說是口腔細菌的交換大會。

⊃ 家中是最應該使用公筷母匙的地方

現代人講究衛生，在公共場所和別人一起吃飯時，多數會使用公筷母匙，夾菜和吃飯使用不同的筷子。只有很少數的家庭有公筷母匙的習慣。

其實家庭裡也應該使用公筷母匙的用餐方式。特別是家中有幼兒時，更需要把幼兒的食物和成人完全分隔開來。同時要教導兒童不要吃大人筷子夾過的食物。

此外，和別人分吃食物則是另一個增加口腔中細菌的途徑。別人吃過的食物，在牙齒咬過的地方必定殘留大量的細菌。另一個人再吃一口時，就把細菌全吃進口腔裡了。

除了食物之外，家中所用的飲水杯、漱口杯等，也需要每一個人都有專用的用具。同樣的，在外面喝飲料時，別人喝過的飲料瓶在瓶口或吸管上都會留下細菌，細菌在水中會快速繁殖，所以避免多人飲用一瓶飲料的習慣，也是非常必要的。

孩子在學校中的行為，做父母的比較不容易控制，因此，在幼年時就要教育孩子這些知識，讓他們學會保護自己，避免受到不必要的傷害。

⊃ 脾虛孩子的日常保健方法

當孩子已經出現脾虛症狀時，可以透過調整生活習慣、推拿按摩等方式，逐漸改善。

主要的方法如下：

人體使用手冊【漫畫版】

❶ 停止創造新的病因。

也就是調整飲食習慣，不再創造出新的唾液感染。

❷ 早睡。

睡眠是提升氣血最重要的方法，而氣血能量則是排除細菌、改善脾虛症狀最重要的能量來源。成人的早睡是夜間十點入睡，兒童由於成長的需求，比成人需要更多的能量，因此最好能在夜間九點入睡。

❸ 簡易心包經的按摩。

按摩心包經可以提升脾臟的能力，直接改善脾虛的症狀，這種按摩最好能每天做。方法很簡單，用大拇指壓住手上臂中心點，沿著手掌一面的中線，往手指方向滑動，直到滑出中指。每天左右手各做十次。

為了避免手指摩擦皮膚造成傷害，可以抹點按摩油，或者在洗澡時塗了肥皂後做。通常脾虛的孩子比較容易暈車、暈船和暈機，按摩心包經也可以用來防止和改善暈車情況。

脾虛改善之後，下唇可能逐漸變薄，腳弓會逐漸明顯，扁平足慢慢改善，比較不易流口水，孩子的活動力也會增加。

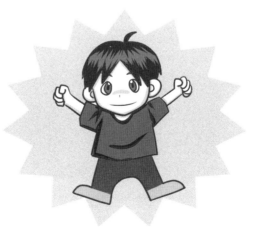

小心吃冰傷了心臟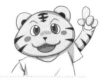

有一個朋友高中時是個網球選手，有一天她打完網球，滿身大汗，買了瓶冰可樂一口氣喝完，當場就昏倒了。15年後，她41歲，得了心肌梗塞，差點要了她的命。後來我和她一起追蹤病因，強烈懷疑那瓶冰可樂可能就是她最原始的病因，那是她一生中唯一的昏倒紀錄。

灌冰水會干擾大腦的判斷

血液在身體裡有許多功能，包括營養物質和垃圾的運送，以及熱量的分送。冬天如果穿得不夠暖，身體會把大量血液送到胸腔保護主要的器官；夏天運動時或運動後，由於心臟負荷很重，需要血液把大量的熱散到皮膚，再透過不斷的出汗把熱排出去。直到身體感覺到涼快了，才慢慢停止出汗。

當身體和心臟都很熱的時候，如果大口喝冰水，會干擾大腦對心臟過熱的判斷。由於受到來自口腔和食道的低溫刺激，大腦會誤以為心臟也涼了，已經不再需要散熱。實際上口腔的冰涼並不會使過熱的心臟散熱，因而心臟過熱，造成心肌受損。

受損的心肌平時不會有任何不適的感覺，現有的心臟檢查手段很難查出異常。等過了許多年之後，這個損傷就可能演變成可怕的心肌梗塞。就像前面提到那位朋友的狀況。

在心臟仍然處於高溫時，從很熱的室外突然進入室溫很低的冷氣房，或跳進冰冷的游泳池等行為，同樣也會因為來自皮膚強烈的

冰冷感覺，使大腦誤以為心臟已被冷卻。這時仍然高溫的心臟，會由於無法正常散熱，而燒壞了表面部分的心肌。

不要被廣告意象給誤導了

過去有一個電視廣告主打著名品牌的檸檬茶飲料，影片中一個滿身大汗的人平躺著飛躍進冰涼的游泳池裡。這支廣告片在影射喝他們冰涼的飲料，會感受到有如跳進游泳池一樣冰涼的感覺。但在真實的生活中，如果一個滿身大汗的人直接躍進冰涼的游泳池，是非常危險的行為，有很高的機率會造成心臟損傷，嚴重時可能還會直接致命。滿身大汗時直接喝那廣告中的冰涼飲料也可能會有相同的危險。

◑ 保護心臟要先有正確知識

這類傷害的後遺症很麻煩，而且影響長遠，父母務必讓孩子們能理解，在身體很熱時吃冰、吹冷氣可能造成的後果，以及游泳時必須注意的事項，盡可能避免造成心臟的損傷。

一旦心臟受了傷害之後，會使全身的新陳代謝受到影響，進而使經絡中的垃圾開始堆積，慢慢形成肥胖。西方人每天喜歡喝冰冷的飲料，以至於肥胖人口增加速度無法停止。由於其肥胖理論認為肥胖的主因是吸收了過多的熱量，因此忽視「完全沒有熱量的冰冷飲料」，而**冰冷飲料導致肥胖是從損害心臟開始，和其熱量完全沒有關係。**

氣血比較高的孩子心臟受了傷害，可以從接下來的生活中看出端倪。心臟的受傷對身體而言是一種對生命有嚴重威脅的問題，身體會將之修復的優先順序排在很前面，只要身體有能力，就會進行

修復。但是這種修復行為需要大量的血液能量。冬天由於氣溫低，身體必須挪出大量的血液提供主要器官的保溫，可以支配用來修復的血液能量很有限。因此，直到氣溫較暖的春天，身體才會把部分用來保溫的血液拿來修復器官，但是仍然不足以修復心臟。必須等到氣溫明顯變高的夏天，身體把所有保溫的血液都拿出來修復器官時，才有足夠的能量修復心臟。

◯ 炎炎夏日是修復心臟好時機

修復心臟的工作通常會在日曆上的立夏之後才能進行。也就是在立夏以後，到立秋以前的日子，清晨五點到七點的時間進行。

這種心臟修復工作需要消耗大量的能量，所以雖然睡了一晚，仍然讓人感覺非常疲倦，根本起不了床。而且由於大量血液移到身體內部修復心臟，身體表面缺乏血液的保溫，剛起床時人會感覺有點涼。

因此，當暑假時孩子早上賴床起不來，有可能是過去心臟受了傷，正在修復。這時候最好讓孩子睡到自然醒，即使睡到中午也沒關係。如果不再受到新的傷害，修復工作進行一兩個暑假，身體大概就能把過去的損傷修復。

就像我們皮膚受了傷時，只有身體自己的修復機制才能修復一樣，心臟的損傷也只有身體自己能修復。

這一類心臟的損傷，在現代醫學現有儀器下很難被檢測出來，等到檢測出問題時，多半已經很嚴重了。現代醫學的有些檢查很像火警警報，房子沒燒起來之前，沒有任何信號；等到警報響了，房子也燒起來，已經來不及了。還是從孩子平常生活行為中的蛛絲馬跡，觀察疾病的信號，比較有機會及早發現問題。

人體使用手冊【漫畫版】

成人出了這種問題就沒這麼方便，一方面氣血沒那麼高，身體沒有能力啟動心臟修復機制；另一方面即使身體氣血充足，但是因為需要上班工作，很難有機會在夏天每天睡到自然醒。所以最好盡早教會孩子避免這類可能造成心臟傷害的行為，並且在孩童時期利用暑假把心臟可能的損傷修復。

➲ 夏天吃冰淇淋要遵守規則

夏天不讓孩子吃美味可口的冰淇淋，實在是一件很殘忍的事。因此，只要能遵守以下兩個規則，冰淇淋還是可以照吃的。

規則❶：**身體很熱、滿頭大汗時、剛運動後，都不能吃冰淇淋**。必須等身體不那麼熱、停止大量流汗時，才能吃冰淇淋。運動過後很熱時，應該先在戶外樹蔭下讓身體冷卻，特別是讓心臟冷下來，披件衣服，再進冷氣房或開了冷氣的汽車。

規則❷：**小口吃冰淇淋，讓冰淇淋在口中溶化再吞下去**。不能讓胃和食道接觸太冰冷的飲料或冰塊。

飲食的陷阱

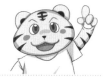

　　2011年5月台灣爆發了塑化劑的食品安全事件，塑化劑是工業用的化學品，食用時的毒性很高。在這個事件中，有許多人受害，同時也暴露了市場上食品添加劑氾濫的情形。

　　如喝咖啡搭配的奶精，其中沒有任何奶的成分；許多果汁裡根本沒有任何水果成分……等。最糟的是，某些運動飲料宣傳時總是說能補充身體流失的物質，導致人們長期大量飲用，實際上裡面卻含有塑化劑，最終對健康造成極大的傷害。

◎ 天然與化學合成難以分辨

　　由於市售產品名稱標示很投機，消費者根本無從分辨哪些是天然的？哪些是化學合成的？例如：濃縮果汁是許多市售飲料公司用來製造果汁的原料，雖然其中大多數濃縮果汁都是真的用果汁濃縮而成的，但是製造食品添加劑廠商的產品中，也有把產品的名稱直接標示為「濃縮果汁」。像這種「濃縮果汁」百分之百都是化學合成的，根本沒有任何水果成分。還有名為「蔗糖素」的添加劑，則是模擬蔗糖甜味的化學添加劑。

　　在事件發生之後，到市場上試著分辨有哪些產品不含化學添加劑，結果非常令人沮喪。一方面很難從產品標示中看出來，另一方面想要買完全不含化學添加劑的食品飲料非常困難。雖然從標示上來看，每一個產品中化學合成原料含量都只有很少的量，但是根據統計，平均每年每人吃進去大約6至7公斤的食品添加劑。

◯ 向身體無法處理的毒素說NO

自然界的規律，植物是長在土壤裡，可以直接從土壤中吸收各種礦物質。這些被植物吸收的礦物，本來是無機物的結構，經過植物吸收後，礦物質會在植物體內改變結構，成為有機化學物質。而人體只能大量吸收這些被植物改變之後的有機化學物質，只有這類物質可以成為食物。

人體只能吸收鹽和水之類很少量的礦物質。因此，平常在餐桌上的食物，除了水和鹽之外，石頭是不會被放上餐桌的。人體所需要的礦物，大多數是從植物或其他動物身上間接吸收的，那些無機化學結構的食品添加劑，和植物身上的有機化學結構不同，不是身體所能消化吸收的，甚至可以稱為「身體無法處理的毒素」。

有些食品添加劑是法律許可使用的。這種許可，是認為它在一定劑量的範圍裡，人體有能力處理。但是並不保證長期大量食用不會影響人體的健康。

同時，這種不會「傷害人體」的檢測，通常都只對添加「單項」添加劑進行檢測，從來沒有針對添加多種添加劑後的結果做檢測。實際的情形是一個產品中通常都不會只加一種添加劑，因此沒有人真正知道這些添加劑到底對人體有多大影響。

◯ 從小教孩子選擇安全的食物

面對這麼混亂的食品添加劑問題，比較好的策略是盡量減少食用。以下列出幾種比較容易接觸到的化學食品：

飲料類（最好的飲料還是水，最安全也最能解渴）

■可樂：不管哪個牌子的可樂，其中成分除了水之外，大多數是化學合成的，如甜味劑、香料、色素……等。可樂打開之後，

就算不放入冰箱，也不會變酸或腐敗，說明它是連細菌都不吃的東西，根本不能稱之為食物。

■奶精：一般喝咖啡時提供的奶球，是完全化學合成的東西。在家喝咖啡時最好加鮮奶或奶粉。

■瓶裝或罐裝果汁：要注意成分標示，只選擇100％純果汁。

■餐廳飲料機器供應的汽水、果汁、可樂、檸檬茶，幾乎全是化學沖泡的。

食品類

■各種脆片式垃圾食品，多樣的口味及色澤都是食品添加劑調配出來的，兒童吃多了會影響食欲，正餐反而吃不下。

■各種口味及色澤鮮豔的糖果很可能添加了色素和調味劑。

■各式加工食品，如火腿、香腸、培根等，可能添加了較大量的防腐劑。

■各種醃製食品。

上述這些飲料和食品中的化學添加劑，對身體而言屬於有毒的物質，身體會將之從皮膚排出，可能出現各種紅色斑點、乾癬、異位性皮膚炎或其他的皮膚病，所以最好從小就教會孩子這方面的知識，讓他們懂得如何選擇健康安全的食品和飲料。

一個朋友的孩子由於長期練習網球後，都固定飲用特定品牌的運動飲料，在爆發塑化劑問題之後，該飲料名列塑化劑產品的名單中，這才知道困擾他們很久，孩子陰莖特別短小的真正原因。對於不能完全證實其為安全的食物，最好不要養成天天吃的習慣。

6
常打噴嚏怎麼辦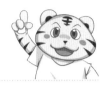

　　有一年夏天，辦公室裡一個年輕的女同事每天上午都不停的打噴嚏。

　　我問她：「晚上是不是開著冷氣，穿短袖、短褲睡覺？」

　　她說：「你怎麼會知道？」

　　我說：「看妳每天上午噴嚏特別嚴重，猜出來的。」

　　我建議她晚上睡覺時改穿長袖、長褲睡覺試試。

　　第二天開始，她少打了很多的噴嚏。

⊃ 寒氣在夜間睡覺時侵入

　　這個同事很年輕，氣血也不差，每天上午噴嚏打得特別嚴重，到中午過後就好多了。打噴嚏是寒氣的排泄，根據經驗推測，應該是她生活中有某些習慣，造成寒氣經常侵入身體，而最大的可能性是夜間睡覺時進入的。

　　特別是在炎熱的夏天，大家都喜歡開著冷氣睡覺，如果睡覺時穿著短袖、短褲，寒氣很容易從大腿和上臂的皮膚侵入身體，再進入膽經和胃經。年輕人因為氣血較高，第二天早上就開始把前一晚進入的寒氣排出去。一到夏天，身體每天都上演相同的戲碼，於是就形成了過敏性鼻炎。自從女同事改穿長袖、長褲睡覺後，早上就不再打噴嚏了。

　　我把這個例子放在網路上，一個媽媽寫信給我，她不相信這麼簡單就能改善孩子的過敏性鼻炎，我建議她自己做實驗。兩個星期

之後，她又寫了一封信。信上說她真的拿孩子來做實驗，讓孩子一天穿短袖、短褲，一天穿長袖、長褲睡覺，結果孩子就一天打噴嚏一天不打噴嚏。

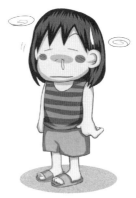

還有一次在深圳的一個演講會上，我說了這個例子。第二天在一場簽書會中，來了一個讀者，說他太太前一天聽了我的演講，回家告訴他這個例子。他是個過敏性鼻炎的

■ 打噴嚏是身體在排寒氣

患者，當天晚上就試著穿長袖、長褲睡覺，第二天早上果然打噴嚏的問題大幅改善。因此，特地跑到簽書會上向大家做見證。

🔵 慢性病源自於不良生活習慣

從前述幾個例子可以發現，許多難纏的慢性病，可能是患者在生活上有一些小問題，每天不斷製造新的病因，如果不先杜絕新的病因產生，今天創造的病因，明天還是會形成新的疾病，沒完沒了。所以，不能老怪醫生無能，無法斷根。即使是再高明的醫生，也只能治昨天的病，不能治明天的病。

除了穿短袖、短褲吹冷氣睡覺之外，吃冰吃得太急、冬天穿得不夠保暖，淋雨、洗頭後頭髮沒有吹乾……等不良的生活習慣，也都可能會在經絡裡堆積寒氣。身體排經絡裡的寒氣是過敏性鼻炎主要原因。

🔵 老式空調也可能是鼻炎肇因

另外，家中空調系統的不良，也可能形成過敏性鼻炎。老式的空調系統採用開關式的溫度控制模式，這種控制方法設定了一個溫

人體使用手冊【漫畫版】

度，假設是攝氏26度，溫度從高溫降到26度時，空調的壓縮機就自動停掉，但是溫度不會馬上停止下降，會繼續下降一兩度；可能到了24度，溫度才會停止下降，然後反轉慢慢上升；等溫度升到28度時，壓縮機會重新開動，溫度再逐漸下降。

這種空調機會使室內溫度在攝氏24度到28度之間反覆變化。當室溫升高到28度時，孩子覺得熱了，開始流汗，自然會把被子踢掉；過幾分鐘室溫又降到24度，這時孩子正在流汗，毛孔大開，氣溫又低，寒氣就進入身體了。**整個晚上都在冷熱之間變來變去，即使健康的人都會因此生病。**

現在市場上新的空調機採用變頻式溫度控制，可以利用改變頻率來調整馬達的出力，精確控制室內在穩定、不變化的溫度。這種空調機不會有溫度上下波動的問題，只要吹風口不對著身體，就不會受到寒氣侵入。

而且這種新式的變頻空調，除了健康的考量之外，還能節約能源。因此，建議每個家庭都應該把空調機換成變頻空調，特別是孩子患有過敏性鼻炎的家庭。市場上變頻空調的宣傳都集中在節約能源，其實更應該強調的是對健康的影響。

經絡是人體維修的通道

大多數人都有皮膚受傷的經驗。皮膚受傷之後，只能在傷口塗上消毒殺菌的藥水。這些藥水的主要作用在於防止細菌感染，而不是修復傷口。傷口的修復、組織的重建，都是身體內部的自癒系統做的。

◑ 人體也要做定期保養維修

除了皮膚上的傷口之外，身體內部大多數的損傷也都是身體自行修復，醫生的治療就像在皮膚傷口塗的消毒水一樣，把傷口的環境處理好，同時設法讓身體能更好的休息，提升能量。等身體的能量充足，再啟動自癒機制修復損傷。實際上，**身體上大多數的問題都是身體內部的自癒機制修復的。**

身體是一個非常複雜的系統，這樣的系統很容易經常出現一些小損傷。就像汽車和飛機都需要定期進行維修保養，保養時必須把一些容易損壞的零件做更換。人體也一樣需要定期保養。也就是人體的自癒系統除了要修復日常看得到的損傷，每天還要進行全身各個器官的保養。這些每天需要做的保養，包括淘汰老舊的細胞、增生新的細胞，以及清除全身各個部位細胞所產生或堆積的垃圾。

人體的自癒機制可能由於身體氣血低落及臟腑機能不足而失去作用，致使身體出現各種不適和疾病。 經絡是人體設計者保留下來解決這種情形的通道，我們可以透過經絡協助身體進行維修工作。在身體進行維修工作時，多數情形會出現某些部位的疼痛或不適，

而人的本能就會用手敲擊或搓揉那些疼痛的部位，藉此協助身體疏通阻塞的經絡，提升身體自癒能力，順利完成維修工作，達到解決問題的目的。

⊙ 經絡治病是老祖宗的智慧

中國人在2500年前就發現了經絡，並且發展出以經絡為主的治病手段。然而，並不是所有身體器官都有相應的經絡（實際上只有十二個器官擁有相對應的經絡），也不是只有重要器官才有經絡。例如大腦，可以說是身體最重要的器官，可是它就沒有對應的經絡；眼睛、鼻子、嘴巴也很重要，卻都沒有相應的經絡。

從「經絡是人體維修的通道」這個觀點來看，擁有相應經絡的器官，應該是有維修必要的器官，也就是疾病的根源。沒有相應經絡的器官，應該不是疾病的根源，當它們出現問題時，多半只是問題的表象，真正疾病根源必定還是在那些擁有相應經絡的器官。

例如，身體沒有以眼睛為名的經絡，那麼眼睛出了問題，可能的病根在哪裡？從經絡的觀點，膀胱經的起點是睛明穴，在內側的眼角，是最靠近眼睛的穴位，所以膀胱經必定和眼睛的各種問題有關係。

人體的十二條經絡是一條一條相互連接的，依循著中醫的子午流注順序——**肺經→大腸經→胃經→脾經→心經→小腸經 →膀胱經→腎經→心包經→三焦經→膽經→肝經**。所有經絡走完了，再回到肺，開始下一個循環。如此生生不息，不斷的循環。

膀胱經的前一條是小腸經，小腸經末梢在耳前的聽宮穴，從經絡的這種安排，可以推測眼部的養分供給來自於小腸經，垃圾排泄則走膀胱經。

近視眼是眼部的能量供給不足，使眼球的控制出了問題，因此和小腸經有關；而小腸經和心臟又是互為表裡的腑和臟，近視眼可能又和小腸及心臟有關。眼壓過高的青光眼，則可能是眼部垃圾排泄受阻，也就是膀胱經不通所致。經常按摩心臟和小腸相關的經絡，有機會改善近視眼，按摩膀胱經則有助於緩解過高的眼壓。進一步深入瞭解經絡之後，就可以利用按摩經絡來改善身體的不適。

○ 按摩經絡緩解身體不適

兒童的氣血較高，身體有任何問題會立即反應，造成身體的不舒服。許多身體上的不適，利用按摩可以有效緩解。例如，夏天中暑，孩子頭痛沒精神，身體熱卻出不了汗。這時在孩子背上塗些有活血化瘀功效的按摩油，手部握拳，由上而下，用手指的第二關節在整個背部推，每個部位推三十次。接著讓孩子休息一會，不適症狀多數就能緩解。相同的方法可以用在孩子感冒時，或緩解不明原因造成的不適。

膀胱經是身體所有經絡的最終出口，就像城市中的大排水溝一樣。只要膀胱經通暢，身體其他的經絡就不太容易堵塞。因此，經常按摩背部膀胱經（參見P.173），可以改善各式各樣的身體不適。

心包經是另一條需要經常按摩的經絡（參見P.174）。例如，肥胖的孩子心包經常常堵塞，身體發炎時心包經也會受影響。

春夏交替時，氣溫如果突然上升，很容易爆發腸病毒大流行，孩子會出現不明原因的發燒，這種發燒用抗生素不容易消退。從中醫的觀點，當氣溫突然驟升，便容易形成心火過盛。心臟和小腸互為表裡，心火過盛易使小腸出現躁動，致使其中的細菌過於活躍，而出現發燒症狀。也就是這種發燒不是外來細菌引起，而是突然升

人體**使用手冊【漫畫版】**

高的氣溫所造成的心火引起的。心火過盛的孩子，舌尖都偏紅，按摩心包經有機會緩解症狀，使體溫下降。

按摩心包經的方法

　　兩個人面對面，從手掌面的上臂中點開始，用拇指沿著手臂中線往中指尖的方向滑動，直到滑出手指尖。左右手各推二十次。

　　另外，按摩心包經還有一個反向操作的方式，是從手腕和手臂交界的腕橫紋開始，在手掌面的手臂沿著手臂中線用大拇指往手肘方向推，推到手肘為止。這種按摩法俗稱「推天河水」，可以用來有效緩解孩子感冒發燒。

　　最有效的按摩方法，是直接按壓腋下的極泉穴。但這種方法會使孩子承受難以忍受的疼痛，因此不要用太大的力氣，最好塗點具有活血化瘀功效的按摩油，再輕輕推壓極泉穴，按摩整條心經，加上前述這套按摩心包經的方法，則有機會退燒。

　　另外，孩子感冒發燒時，除了推天河水之外，可再加推手臂上的肺經，手掌面沿著大拇指往上到手臂的那條線，從手肘邊上的尺澤穴往手腕方向推，推到手腕。也就是方向和推天河水相反。

　　膽經不通暢也是現代孩子常見的問題。孩子吃進去的食物無法順利分解，容易形成脹氣，使孩子失去食欲，每餐吃飯都成為大人和孩子最頭痛的事。這種情況，可以讓孩子趴在大人的腿上，用手掌邊緣在孩子大腿外側由上往下推，左右大腿各推二十次。（參見P.175）可以有效疏通膽經，改善孩子的消化能力。一旦消化能力提高，食物容易消化，人就容易餓，自然會出現食欲。

小心處理孩子的情緒

研究健康養生愈長時間，就發現愈多的慢性病和心理因素有著密切關係，可以說許多慢性病是由心理因素引起的。大多數心理問題的形成都在幼兒時期，此階段父母和孩子的互動、孩子在家中的排行、兄弟姊妹之間的互動，都是形成孩子未來性格的因素。

什麼樣的性格就會有什麼樣的慢性病，等到長大了、性格定形了，這時要調整性格已經極為困難，醫生只能做治標的工作，緩解疾病的症狀。由性格引起的慢性病，除了病人自己改變，醫生可以說完全沒有治本的方法。

⇥ 孩子的情緒是很敏感的

台灣大多數現代的家庭都是兩個孩子，其照顧方法會因為排行而有不同，因此有句話：「老大照書養，老二照豬養。」大陸過去長期都是一胎化，沒這個問題，但是有一胎化子女教養問題。現在新的規定，夫妻都是獨生子女可以生兩個孩子。這種家中排行不同，不同待遇的問題，大概很快就會和台灣一樣普遍。

老大出生時，夫妻和長輩都非常興奮，在孩子還沒出生前就先買了一堆書看，然後老大就照書養了。老二出生時，一方面帶孩子有經驗了，另一方面照顧兩個孩子也比較忙，不容易把全部精神關注在新生的老二身上，老二出生時的環境自然比老大差了很多。

例如，當母親和老大在談話時，老二也想參與其中，就發出咿咿呀呀的聲音。母親和老大都認為老二不會講話也聽不懂，因而不

予理會。雖然周圍的人都知道老二還不會講話,但是孩子根本不知道自己不會講話,只覺得自己不被重視,都無法參與家人的活動。這種情形就像我們和別人講了半天,別人根本不理你一樣,心裡會感覺受到創傷。

等到一次偶然的機會,老二做了一個很有趣的動作,引得家人哈哈大笑,老二終於找到和大家溝通的方法了。從此老二總要觀察家人的眼色,做出能夠引起大家關注的行為;等到他會講話時,也總是想講些別人想聽的話。慢慢的,這種表達方式成為他主要和人溝通的方式。

有時老二也會遇到不開心的事,只要一開口,很可能老大就開口嘲笑他,或說他怎麼那麼笨。老二又一次受到心理上的重擊。如此情形經常反覆發生,使得老二的自信心幾乎被擊潰了。從小到大,家人都沒發現這個問題,直到有一天,

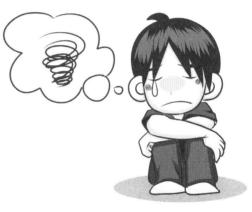

他對於某件事情做了些奇怪的決定,少數比較敏感的家長才會發現問題。大多數的父母幾乎一輩子都不會發現這個問題的存在。

心理上的情緒垃圾要隨時倒掉

老二迎合他人形式的溝通習慣,加上傾吐心裡不開心時受到的嘲笑,使得他根本不懂如何將不愉快所產生的情緒垃圾往外傾倒。雖然老二看起來很愛說話,可是仔細聽,其實都在講別人想聽的,從來不講自己內心的話,而且察顏觀色的能力特別好。

當一個人無法排除心理上的情緒垃圾時，生理垃圾也會跟著無法排除，就會容易出現便祕問題。此外，女生長大之後，排除婦女生理垃圾的月經也會出問題；而到了中年，子宮肌瘤的問題亦層出不窮。

有一次遇到一個朋友，她的下巴有些青春痘的殘痕，而通常這是便祕的表象。我婉轉的問她腸子是不是不太好？她直接向我坦白說有便祕的困擾。於是我就把情緒垃圾排不出去，生理垃圾也排不出去的道理告訴她。她同意自己有這個問題，從來不知如何向人訴苦。但是她希望能試試看。

一個月之後，又一次遇到她，她告訴我，根本不知如何向別人開口訴苦，從小到大從來沒做過也沒學過。她的情形就像心理上的殘疾似的，看著真令人心痛。她就是家中的老二，從小到大的環境使她喪失排除情緒垃圾的能力。

這種因排行老二所產生的問題，也可能會發生在老大或獨生子女身上。通常父母之中若有一方對孩子比較強勢，主導孩子生活中各種事務的決定權，孩子只有順從父母的決定，沒有表達自己意見的機會。有時候抱怨自己的不愉快或不滿時，總是換來一頓斥責。在這樣環境中長大的孩子，情緒經常受到壓抑，和父母相處時需要察顏觀色，講些父母想聽的話，而不是他自己想表達的東西，長期下來也會產生類似老二的便祕問題。

我希望給母親們一個建議，對於還不會說話的孩子，當他發出咿咿呀呀的聲音時，就表示他正在和妳說話，應該及時回應，讓他感受到自己被關愛。如果孩子的兄姊在言語上壓制他時，應該教導兄姊和他正確的溝通方法，免得等到孩子出現便祕，給自己和孩子帶來長期的困擾和痛苦。

人體 使用手冊【漫畫版】

當孩子出現便祕問題時，如果孩子還小，還有機會引導他把心裡的真實感受說出來。雖然需要花費不小的精力，但這是值得的。

便祕的因素非常複雜，情緒因素只是其中之一，飲食不均衡、生活作息不正常、老年人氣血太低，也會造成便祕。

◑ 常生悶氣會表現在孩子後腰上

愛生悶氣也是影響孩子健康的另一個行為。所謂悶氣，是大人不仔細注意時根本無從發現的行為，長時間生悶氣會引來各式各樣的健康問題。這種傷害多半沒有立即的症狀，很不容易被發現，等到出現症狀，往往是很嚴重的疾病。

怒氣對身體的傷害，隨著氣血高低而不同。氣血能量愈高，怒氣對身體的破壞力愈大。由於孩子的氣血比成人高許多，他們的怒氣破壞力自然也大很多。我們曾經接觸過幾例淋巴癌和白血球過多症的兒童，發現都有長期生悶氣的問題，因此懷疑他們的病可能根本是悶氣造成的。白血球過多症的白血球數量是正常人的數十倍，氣血不夠的身體根本沒有能量製造出那麼多的白血球，所以往往看到的白血球過多症患者都是兒童或身體非常好的年輕人。可以說身體不夠好，還生不起這種病。

生悶氣的孩子通常都是天生聰明而善良，想得很多，責任感很強，特別是替別人想得特別多；加上後天比較良好的家庭環境，也培養出追求完美的性格。這種性格的形成，有一部分是先天的，有一部分則是後天家庭環境養成的。從外表看起來，這類孩子都像是很聽話，而且善解人意，從來不給大人惹麻煩。

從中醫的概念，生氣會產生「肝膽濁氣」，這些不是只有無形的情緒，還包含有形的物質。裡面有形的物質有一些氣體會以放屁

或打嗝形式排出體外，有一部分則積存在經絡裡。包括肝和膽的經絡裡都可能存在著肝膽濁氣，而這些有形垃圾還會循著經絡流動，最終積存在背部膀胱經左右兩條中的一條，在靠近後腰兩側形成左右不均的現象。

讓孩子脫了上衣趴在床上，蹲在孩子頭部的上方，就能看出後腰兩側的高低不均。按壓左右兩側的後腰，可以明顯感覺不一樣的厚度和軟硬度。建議父母們最好經常檢查孩子的後腰，可以早些發現孩子情緒的問題。

⟳ 脊椎側彎跟愛生悶氣有關

通常只有常生悶氣的孩子才會在後腰形成這種不均勻的現象。這種檢查至少每一季一次，直到孩子長大成人。當發現有異常時，可以早些調整家人間互動的行為，有機會盡早改善孩子的問題。這種後腰肌肉不均勻的現象，會直接對脊椎形成左右不均的拉力，造成脊椎側彎。

而這種類型的脊椎側彎，各種整脊治療都很難生效，即使透過物理手段把脊椎拉回正常的位置，不均衡的肌肉拉力很快又會把脊椎拉彎。只有先解決不均衡的肌肉問題，等到兩側肌肉均衡了，脊椎也會回到正常位置。除了情緒原因之外，晚睡、生活不正常、姿勢不良也會形成脊椎側彎。

肌肉不均衡的問題，除了改善孩子的情緒問題可以避免進一步惡化，也可以透過經常按摩加快身體排除肌肉中的情緒垃圾，使其逐漸回到正常。 按摩的方法是在背上由上往下推，把肌肉中的垃圾循著膀胱經推到膀胱腧穴。這種推拿最好能每一兩天推一次，時間長了，兩側肌肉不均衡的問題自然會逐漸改善。

人體 使用手冊【漫畫版】

每個人生氣的形態不太一樣，有些人有氣就發，發過就算了。這種生氣的形態，每次氣的時間很短，傷害不會很大。生氣對身體的傷害除了和怒氣程度有關，也和生氣持續的時間有關，氣得愈久，傷害愈大。有些人習慣用生悶氣的方式處理情緒，這種情形下情緒沒有得到紓解，生氣時間會持續很久，傷害就會很大。

　　此外，生悶氣除了會在後腰形成不均衡的肌肉問題，還會因長期肝氣上衝，使得頭頂中央逐漸浮現一條突出的稜線。這種情形常出現在成人的頭上，但是常生悶氣的孩子也會有類似現象。因此，父母也應該經常摸孩子頭部，當發現頭頂的稜線時，就要和孩子好好溝通，找出問題的根源，尋求解決方案。

◯ 生悶氣很容易生出慢性病

　　這種生悶氣性格的孩子，如果沒有適當開導，會隨著年齡的增長愈來愈嚴重，長大後出現胃部疾病的機會很大，這方面的疾病也會隨著性格慣性增大而愈來愈嚴重。像這種性格形成的疾病，長大之後很難改變，只有幼年時期早些發現，才有機會經過適當引導加以調整。

　　胃潰瘍、胃酸過多、便祕、痛風、胃癌等疾病的患者，多數也都有追求完美的性格傾向，或許這種性格正是這些慢性病的成因之一。這些病在現有的醫療環境下，不容易痊癒，也許從小的性格調整會比長大得病之後的治療更有用。

　　這種性格的引導，最重要的是必須**利用每一次孩子失敗時，讓孩子明白這個世界本來就是不完美的**。每一次的失敗都是很好的學習機會，不需要為了失敗而受到太大的打擊。讓他從小就明白自己是會失敗的，失敗是成長過程中很重要的元素。

當每一次孩子面臨失敗時，父母在旁邊不應該指責他，而是要陪著孩子一起體會失敗時的各種心情，以及教導孩子從失敗中重新爬起來。

例如，孩子在學習走路時，跌倒是免不了的。孩子跌倒，不應該立即把他抱起來，至少要讓他試著自己爬起來。然後在孩子試著爬起來，而真的力量不夠時，再助以一臂之力，最終仍然要他自己爬起來。同樣方式可以應用到孩子的每一次失敗中，讓孩子明白：不完美是這個世界的常態，失敗沒什麼大不了的，只要再爬起來就好了。

◉ 學會處理失敗才能走得愈遠

在我們的生活中，常常可以看到一些非常優秀的孩子，從小到大都是資優生，但是在大學或研究所時，只因為一次考試失敗，整個人就被擊垮了。這種孩子就是從小被過度呵護，每一次的失敗父母都幫他收拾殘局，粉飾失敗的結果，最終孩子從來不知道如何應付失敗，也無法獨力承擔自己會失敗的事實，長大後很容易因一次失敗就形成了難以治癒的憂鬱症。

愈早學會處理失敗的孩子，未來能走得愈高愈遠；相對的，從來沒有失敗過的孩子，可能一次的失敗就會被完全擊垮。能夠接受失敗的孩子，愈能明白這個世界的不完美，比較不會執著於追求完美，有機會避開那些因追求完美性格而引起的疾病。

9 生氣的規則

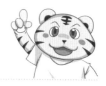

　　每個人生氣的對象其實不是很多，多數情形都是最親密的家人和朋友。孩子最常生氣的對象是父母和兄弟姊妹，因此在家中訂定「生氣的規則」是一個教導孩子處理怒氣的好辦法。例如規定有不滿意就要講出來，可以發脾氣，但不可以動手。

　　每一個人都有發怒的時候，怒氣需要發泄，所以不能禁止孩子生氣，或因孩子生氣而加以處罰。嚴重的怒氣多半是長期積壓才會逐漸形成，小怒要常發不積壓，也是另一種防止怒氣傷害身體的方法。另外，也可以規定生氣不能過夜，就像基督教《聖經》裡所說的：「生氣卻不要犯罪，不可含怒到日落。」（以弗所書四26）

⊃ 學習用生氣記錄簿管理情緒

　　如果家裡有經常生氣的孩子，可以準備一本生氣記錄簿，內附生氣記錄表（參見P.172），要求家人在每次生氣後記下過程，包括：生氣的日期、生氣的對象、引起生氣的事情（原因）、生氣持續的時間與怒氣大小等。經常在心平氣和時，和孩子一起查閱記錄簿，可以發現多數引發怒氣的都是很小的事情，也可以發現誰最常生氣，誰又是氣得最久的。這種記錄可以幫助孩子瞭解自己的行為，學習如何處理自己的情緒，大多數生氣的事情都可以用溝通的方式解決。當然這種記錄對於大人的情緒管理也很有用。

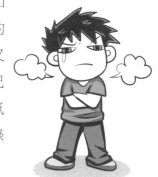

兒童視力保健

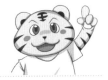

　　根據一項澳大利亞科學家的研究結果顯示，在一些亞洲主要城市，近視眼在中學畢業生中所占比例高達90%；而英國近視眼在總人口中所占比例約為20～30%。從這個統計數字，再觀察我們身邊確實很難找到不戴眼鏡的年輕人了。家裡的孩子就算小時候視力正常，到了中學視力也愈來愈差。顯然我們的環境有很大的問題，家中的孩子必須從幼兒開始做視力保健。

3C產品是孩子視力惡化的推手

　　隨著現代的電視、電腦、手機愈來愈發達，孩子從小就處於大量消耗視力的環境中，視力自然很容易受到傷害。尤其亞洲的孩子比西方的孩子更缺乏戶外活動，將更多的時間用於應付課業壓力，以及研究這些電子產品的使用，才會出現亞洲孩子的視力遠較西方孩子差的狀況。

　　因此，首先在家中應該限制孩子使用這些3C產品的時間，以及使用時的姿勢、與電視、電腦、手機的距離，同時增加家庭戶外活動的時間。除此之外，學點推拿按摩的方法，每天幫孩子按摩，能更積極的防止孩子視力惡化。

按摩經絡幫助視力保健

　　中醫有云：「肝開竅於目。」從眼睛有神與否，能看出一個人肝氣旺盛或虛弱。但是肝的經絡並不經過頭部，自然也不經過眼

人體使用手冊【漫畫版】

部。身體主要的十二條經絡是依循子午流注的順序，一條接著一條，全部連接在一起（如下圖）。

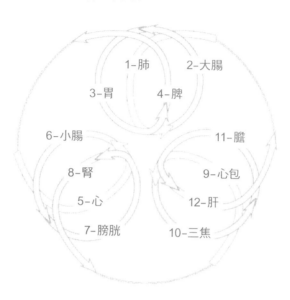

1-肺　2-大腸
3-胃　4-脾
6-小腸　11-膽
8-腎　9-心包
5-心　12-肝
7-膀胱　10-三焦

　　直接影響眼部的經絡是小腸經和膀胱經。這兩條經絡直接通過眼睛，小腸經在前，膀胱經在後。

　　小腸經的末端在耳前的聽宮穴，聽宮穴之前的兩個穴位是瞳子髎穴，正好在眼尾的部位。瞳子髎穴是膽經的穴位，也是膽經與小腸經交會的穴位。小腸經還有另一分支，直接連接到睛明穴。從右圖中可以看到小腸經正好在眼睛兩側都各有一個穴位。子午流注的順序中，小腸經的下一條是膀胱經，**膀胱經**的起點在眼睛內側眼角的睛明穴。也就是從小腸經到睛明穴之間是相連的。

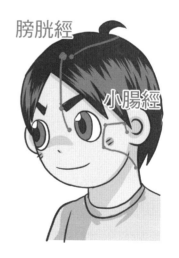

膀胱經

小腸經

身體能量是透過血液在全身運輸的，血液從大的血管流到分支的小血管，再從分支小血管流到微血管。到了微血管，血液所承載的養分會從血管壁滲出，成為體液。而體液從血管滲出之後，就循著經絡流動，將養分分送到遍布全身的細胞。

因此，眼部周圍細胞的能量供應是從小腸經來的，如果全身的氣血水平很低，小腸經就算通暢也沒有足夠的養分供給眼部，就很容易使眼部出現各種視力的問題。

保養眼睛的按摩法

小腸經的瞳子髎穴到膀胱經的睛明穴之間，體液流通主要在眼眶的骨頭邊緣。每天用兩手食指的第二關節，按壓眉頭攢竹穴到眉尾數次，再用同樣手法沿著眼眶下圍的骨頭，由內往外滑動按壓數次，即能有效改善這個部分經絡中體液的流動。

初期按摩時，會有些疼痛，說明這部分有些堵塞。而按摩幾天之後，慢慢的就不再有痛感。中醫有「痛則不通，通則不痛」的說法，按到不痛時，經絡就通了。但就算經絡通了，還是要繼續按，以免久不按又堵住了。

◯ 疏通小腸經要兼顧心經

其次，如果小腸經不通暢，眼部的養分供應也可能出現問題。例如，調控眼球伸縮的肌肉缺乏養分，可能沒有足夠的力量充分調控眼球，這時就會出現近視眼或老花眼。眼球底部的黃斑部也可能由於能量供給不順暢而出現各種病變。因此，預防近視或老花眼，最重要的是保持全身氣血的充足，以及經常維持小腸經的通暢。

人體使用手冊【漫畫版】

小腸經在手背小指一
側，延著手臂外緣一路向上
到肩部，再到頭部。在手
心小指的一側，存在的另一
條經絡是心經。這兩條經絡
扎針時，扎的是兩條經絡中
間，非常接近的部位，實際
上中醫理論上心和小腸是非
常密切的，互為表裡。人

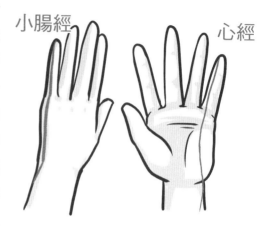

體的十二條經絡，每一條都能找到非常接近的另一條經絡。也就是
十二經絡是一對一對存在的。因此，心經的變化也會影響小腸經，
想要疏通小腸經，必須同時疏通心經，才能真正產生效果。

　　心經最重要的穴位在腋下的極泉穴，按摩極泉穴能有效泄除心
火，但因為按起來很痛，不一定適合孩子。

○ 改善視力要多運動

　　心包經是和心臟有關的另一條經絡，心包膜是心臟外部的一層
薄膜，主要用來防止心臟搏動時和周圍的組織摩擦而受傷。而在心
包膜和心臟之間存在著液體，有時這些液體會出現過多的情形，這
時整個心臟的能力都會受到影響。

　　按摩心包經能夠迅速排除心包膜下過多的體液，進而有效改善
整體心臟的運行。心臟運行順暢，小腸經自然也會通暢，眼部的養
分自然能夠充分的供應。心包經的按摩在前面章節已經有詳細的介
紹，這是視力保健很重要的一條經絡。

　　除了按摩心包經之外，每天適當的沿著頭頂膀胱經方向梳頭，

再加上前面所說的在背部膀胱經按摩，這些手段都能夠有效改善眼部垃圾的排除。通常喜歡運動的孩子膀胱經不容易堵塞；不好動的孩子，膀胱經才比較容易堵塞，需要經常按摩膀胱經。

　　中國古老的一些武術體操，如八段錦和五禽戲，都是以疏通身體經絡為主，讓孩子從小學習這些體操，或學習太極拳，除了可以改善視力之外，也能強健體魄，增進免疫力，預防其他疾病。

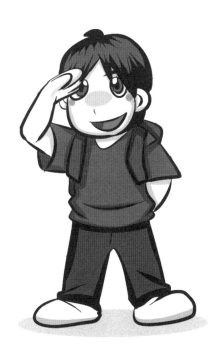

人體 使用手冊【漫畫版】

附 錄

生氣記錄表

日期	生氣的人	生氣對象	生氣原因	持續時間	怒氣大小

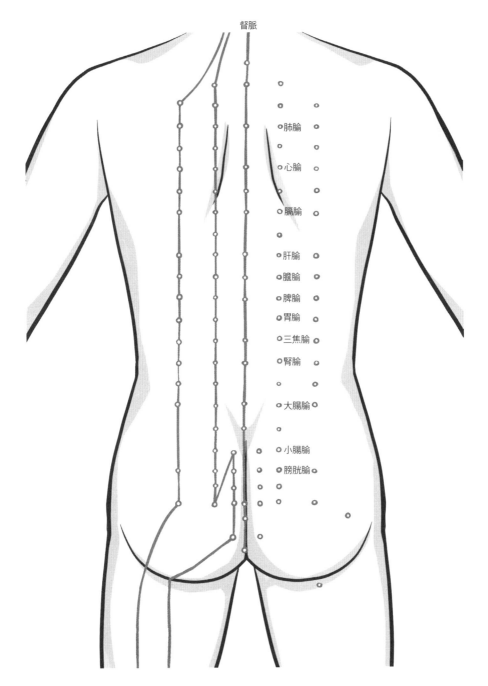

督脈

肺腧
心腧
膈腧
肝腧
膽腧
脾腧
胃腧
三焦腧
腎腧
大腸腧
小腸腧
膀胱腧

膀胱經

人體 使用手冊【漫畫版】

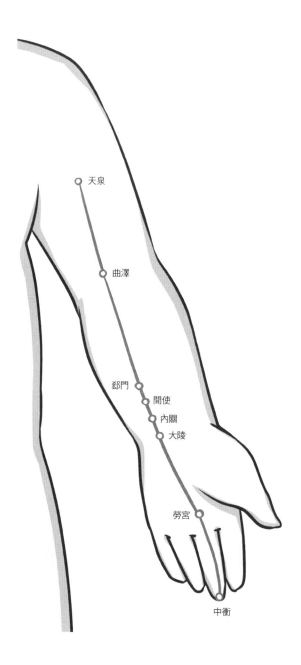

天泉

曲澤

郤門

間使

內關

大陵

勞宮

中衝

心包經

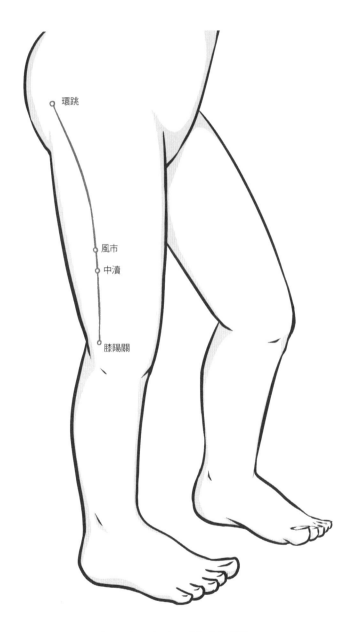

環跳

風市

中瀆

膝陽關

敲（推）膽經的位置

人體 使用手冊【漫畫版】

國家圖書館出版品預行編目資料

人體使用手冊【漫畫版】（附親子手冊） ／ 吳清忠、吳嘉維作 ； TOBY繪. -- 臺北市 ： 商周出版 ： 家庭傳媒城邦分公司發行, 2016. 03
面 ； 公分. -- (商周養生館 ； 54)
ISBN 978-986-272-997-7(平裝)

1.中醫 2.養生

413.21   105002634

線上版讀者回函卡

商周養生館 54 X

人體使用手冊【漫畫版】（附親子手冊）(改版)

作　　　者／吳清忠、吳嘉維
繪　　　者／TOBY（托比）
圖 文 協 力／麟舞空翔、十日羚、尤西
企 畫 選 書／黃靖卉

版　　　權／吳亭儀、林易萱、江欣瑜
行 銷 業 務／周佑潔、賴玉嵐、賴正祐、吳藝佳
總 編 輯／黃靖卉
總 經 理／彭之琬
第一事業群總經理／黃淑貞
發 行 人／何飛鵬
法 律 顧 問／元禾法律事務所王子文律師
出　　　版／商周出版
　　　　　　台北市104民生東路二段141號9樓
　　　　　　電話：(02) 25007008　傳真：(02)25007759
　　　　　　E-mail：bwp.service@cite.com.tw
發　　　行／英屬蓋曼群島商家庭傳媒股份有限公司城邦分公司
　　　　　　台北市中山區民生東路二段141號2樓
　　　　　　書虫客服服務專線：02-25007718；25007719
　　　　　　服務時間：週一至週五上午09:30-12:00；下午13:30-17:00
　　　　　　24小時傳真專線：02-25001990；25001991
　　　　　　劃撥帳號：19863813；戶名：書虫股份有限公司
　　　　　　讀者服務信箱：service@readingclub.com.tw
　　　　　　城邦讀書花園 www.cite.com.tw
香港發行所／城邦（香港）出版集團有限公司
　　　　　　香港九龍九龍城土瓜灣道86號順聯工業大廈6樓A室　E-mail：hkcite@biznetvigator.com
　　　　　　電話：(852) 25086231　傳真：(852) 25789337
馬新發行所／城邦（馬新）出版集團【Cite (M) Sdn Bhd】
　　　　　　41, Jalan Radin Anum, Bandar Baru Sri Petaling, 57000 Kuala Lumpur, Malaysia.
　　　　　　電話：(603) 90578822　傳真：(603) 90576622

封 面 設 計／行者創意
版 面 設 計／林曉涵
內 頁 排 版／林曉涵
印　　　刷／中原造像股份有限公司
經 銷 商／聯合發行股份有限公司
　　　　　　新北市231新店區寶橋路235巷6弄6號2樓
　　　　　　電話：(02) 2917-8022　傳真：(02)2911-0053

■ 2016年3月 3 日初版　　　　　　　　　　　　　Printed in Taiwan
■ 2023 年 11 月 21 日二版一刷
定價 320 元

城邦讀書花園
www.cite.com.tw
版權所有，翻印必究 ISBN 978-986-272-997-7
Eisbn 978-626-318-945-4（EPUB）